中国家庭必备书，专为现代父母编写

父母是孩子最好的医生

（贰）

杨 莉 编著

江西科学技术出版社

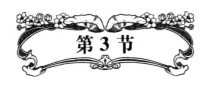

脾胃乃"后天之本"，孩子成长全靠它

孩子身体好不好，80% 取决于脾胃

　　每个家长都希望自己的孩子长得又聪明又健康，但这 80% 取决于孩子的后天之本——脾胃。脾胃好了，孩子身体就壮。反之则爱生病，不是虚胖就是瘦瘦小小的。中医认为"脾主肌肉"，如果把脾比做树干，那肌肉就是枝叶。树干粗壮，枝叶自然茂盛；树干瘦小，枝叶当然稀疏枯黄。

　　中医认为，我们的脾胃互为表里，是消化系统的主要器官。它们的主要作用就是运化水谷，也就是消化食物并吸收其所含的养分供身体利用。如果脾胃功能正常，水谷精微物质就会吸收得充分，孩子的气血就会旺盛，身体也会健康。如果脾胃功能减退，吸收不充分，孩子就会出现面黄肌瘦、体倦神委等症状，影响孩子的身体健康。所以，脾胃虚弱的孩子在日常生活中一定要注意脾胃的调理。

合理膳食是调理脾胃的重中之重，孩子每天的饮食要有规律，三餐定时、定量，不暴饮暴食。而且荤素要搭配合理，平时多吃水果和蔬菜，以满足身体的需要和保证排便的通畅，少吃刺激性、难以消化、生冷的食物。

适当的体育锻炼能增强我们的肠胃功能，使胃肠蠕动加强，消化液分泌增加，促进食物的消化和营养成分的吸收，并能改善胃肠道本身的血液循环，促进其新陈代谢，延缓消化系统的老化，所以孩子在平时应适量地进行体育锻炼。

另外，按摩相关穴位也可以调理孩子的脾胃，主要穴位有两个，即足三里和中脘。足三里位于两小腿外侧，膝眼下三横指胫骨外，是全身性强壮穴。父母每天适当给孩子按摩足三里穴，可使孩子的消化系统功能旺盛，消化吸收率增加，使面黄肌瘦状况得到好转。中脘位于脐上四寸，属于任脉穴，经常按摩能行气活血，清热化滞，健脾和胃，对于孩子食积疳积、腹痛胀满、便秘泄泻等症状有较好的作用。父母也可以站在孩子的右侧，让他俯卧，用双手捏起孩子脊柱两旁的皮肤，从尾骶部逐渐向上移动，直捏到颈部，反复十多回，每天2次，这有健脾助消化的作用，可以改善孩子的食欲，减少感冒，增强体质。

脾为"后天之本"，茯苓健脾最可靠

脾在人体中的地位非常重要。中医认为"肾是先天之本，脾为后天之本"，怎么理解这个"后天之本"呢？我们不妨想一想土地。虽然现在人们的生活水平提高了，有汽车、电脑、高楼等，但是这些不是人类生存所必需的，没有这些人类照样生活了几千年，那么什么才是人类不可或缺的呢？那就是土地，离开了土地，人类将面临毁灭。在中医理论中，脾属土，它就是人的后天之本，是人体存活下去的根本。那么，作为父母，具体应该怎样为孩子护好这"后天之本"呢？

1. 适当吃点益脾安神的茯苓

茯苓是菌科植物，生长在赤松或马尾松的根上，可食也可入药。《本草纲目》记载，茯苓性平、味甘淡，功能是益脾安神、利水渗湿，主治脾虚泄泻、心悸失眠、水肿等症。用茯苓做成的食物美味又健脾，下面为大家介绍两款：

（1）茯苓栗子粥

材料：茯苓 15 克，栗子 25 克，大枣 10 个，粳米 100 克。

做法：加水先煮栗子、大枣、粳米；茯苓研末，待米半熟时徐徐加入，搅匀，煮至栗子熟透。可加糖调味食。

（2）茯苓麦冬粥

材料：茯苓、麦冬各 15 克，粟米 100 克。

做法：粟米加水煮粥；二药水煎取浓汁，待米半熟时加入，一同煮熟食。

2. 长夏养脾最关键

中医认为"脾主长夏"，夏季炎热又多雨，湿为阴邪，好伤人阳气，尤其是脾阳，由于脾脏喜燥而恶湿，一旦受损，则导致脾气不能正常运化，而使气机不畅，表现为消化吸收功能低下，症状表现可见脘腹胀满、食欲不振、口淡无味、胸闷想吐、大便稀溏，甚至水肿。因此，在长夏一定要注意孩子饮食、起居应时应季的变化，以预防疾病发生。在日常生活中，除食用冬瓜、绿豆芽、小白菜、苦瓜之类清热食物外，还要吃些薏苡仁、芡实、赤小豆，常喝稀饭、淡茶、菜汤、豆浆、果汁等。经过炎夏的消耗，入秋后人体消化功能逐渐下降，肠道抗病能力也减弱，稍有不慎，就可能发生腹泻，所以大鱼大肉等易生火的食物尽量少吃，吃海鲜和烧烤时，也要注意新鲜。

3. 思伤脾，及时发现孩子的心事

中医有"思虑伤脾"之说，思虑过多就会影响脾的运化功能，导致脾胃呆滞、运化失常、消化吸收功能障碍，而出现食欲不振、脘腹胀闷、头目眩晕等症状。因此，父母一定要及时发现孩子的心事，积极为他排除烦恼。

育儿小贴士

山药是一种具有高营养价值的健康食品，外国人称其为"中国人参"。山药口味甘甜，性质滋润平和，归脾、肺、肾经。中医认为它能补益脾胃、生津益肺、补肾固精。对于平素脾胃虚弱、肺脾不足或脾肾两虚的体质虚弱者，以及病后脾虚泄泻、虚劳咳嗽、遗精、带下、小便频数等非常适宜。但是，山药也不能多吃，吃多了会引起胃胀，反而不利于孩子的健康。

孩子消化不良怎么办——小儿伤食的家庭速调良方

消化不良是幼儿常见病之一，主要是由于胃肠道消化酶分泌不足，或蠕动功能失常，而发生的消化功能紊乱或障碍，更多的时候是因为孩子脾胃虚，所以才伤食。消化不良的幼儿常表现为食欲不振，身体瘦弱，体重减轻，甚至反复出现腹泻。引起消化不良的直接原因，大多是饮食不节制，暴饮暴食，以致损伤脾胃，导致消化、吸收功能失常。所以要给幼儿定时、定量进食，不能采取"填鸭"式的喂哺方法，"宁可稍带几分饥，也不宜过分饱"，才可以保证脾胃消化食物和吸收营养的时间充足。消化不良的幼儿，宜多吃易消化的小米稀粥、藕粉、米汤等，忌食油腻、辛辣、坚硬食物。以下为各位家长提供几则防治孩子消化不良的食谱，以供参考。

1. 胡萝卜汤

材料：胡萝卜 100 克，红糖适量。

做法：将胡萝卜洗净，切成小块。锅置火上，放入适量清水，下入胡萝卜块，煮至熟烂，加入红糖，煮沸后，即可食用。

功效：健脾消食，下气和中。本膳用胡萝卜，富含维生素，尤其胡萝卜素 A 的含量特别多，还有较多的维生素 B_2、叶酸等，被称为"平民人参"。其味甘、性平，有健脾化滞、润燥明目等功效，可治小儿脾胃虚弱所致的消化不良。

2. 粟米山药粥

材料：粟米 50 克，淮山药 25 克，白糖适量。

做法：将粟米淘洗干净；山药去皮，洗净，切成小块。锅置火上，放入适量清水，下入粟米、山药块，用文火煮至粥烂熟，放入白糖调味，煮沸即成。

功效：补脾益气，安神滋阴。本膳用粟米，有补益脾胃、清热安神之功；山药健脾胃，补气阴，利尿益肾。经常食用能防治小儿消化不良。

3. 小米香菇粥

材料：小米 50 克，香菇 50 克，鸡内金 5 克。

做法：小米淘洗干净；香菇，择洗干净，切成小块或碎末；鸡内金洗净。锅置火上，放入适量清水，下入小米、鸡内金，用文火煮成粥，取其汤液，再与香菇同煮至熟烂，分次饮用。

功效：健脾和胃，消食化积。本膳用小米健脾胃；鸡内金能助消化；香菇有健脾胃、助食作用。此粥大益胃气，开胃助食，常食可防治小儿消化不良。

4. 山楂饼

材料：鲜山楂 300 克，淮山药 300 克，白糖适量。

做法：将山楂去皮、核，洗净；山药去皮洗净，切成块。将山楂、山药块放入碗内，加适量白糖调匀后，上笼蒸熟，压制成小饼，即可食用。

功效：健脾导滞，和胃助食。本膳用山楂含大量维生素 C 和酸性物质，可促进胃液分泌，增加胃中酶类，从而助消化。山药健脾益气。

5. 两米粥

材料：小米 50 克，大米 25 克。

做法：将小米、大米分别淘洗干净。锅置火上，放入适量清水，下入大米、小米，先用旺火烧沸，后改文火煮至粥熟烂即成，分次饮用。

功效：健脾和胃，滋阴生津。本膳用大米含人体所必需的淀粉、蛋白质、脂肪、维生素等物质，其味甘、性平，有健脾胃、补中气、养阴生津等作用。小米含蛋白质及脂肪量较多，有健脾和胃、益肾等作用。二米成粥，常食之可防治小儿消化不良。

孩子吃饭香，妈妈最安心——小儿厌食的家庭速调良方

厌食，古代称为"恶食"，是指小儿在较长时期内见食不贪，食欲不振，甚至拒绝饮食的病证。究其发病原因，内在胃气薄弱，外在乳食失调，如暴食不节，偏食挑食；食物品种单调，影响食欲；喜吃零食，厌进粥饭；大病之后调护不当，导致脾胃不和，纳运失健等。现代社会孩子厌食现象猛增，多与独生子女娇生惯养，偏爱任性有关。

对于本病的治疗，老中医王绵之教授认为可分为初期、中期、后期三个阶段，在不同的阶段会出现不同的症状，因而须采用不同的方法。下面，我们就具体来介绍一下王老分阶段治疗小儿厌食的方法。

1. 厌食初期

在这一阶段由于病程短，厌食患儿的正气尚未受伤，厌食症状较轻，一般只见食欲不振。王老多采用饮食疗法，即嘱咐家长暂时停止患儿的正常进食，只给米汤或开水兑入葡萄粉（或白糖）喂养，经过短暂的调理，大多数患儿都能恢复正常饮食。如果没有效果，则用鸡内金10克，白蔻仁6克，槟榔3克，炒山药15克，研末，加入细米粉100克，熬成米羹喂养患儿，多可获效。

2. 厌食中期

厌食进入这一阶段，可能是由于乳食停积，或脾胃受损而痰湿滋

生，或感染了各类虫病，从而影响了脾胃功能。王老认为，虽然此时既有食积虫扰、痰湿内阻，又有脾胃功能损伤，但正气还很强，故当急急攻邪，按因论治。具体来说，分为以下三种情况：

（1）如果由乳食内阻，脾胃失运所导致，主要表现为：不思乳食，呕吐乳片、食物，口中有酸馊气，大便臭，腹部胀痛，苔厚腻。王老临证常以消食导滞为治则，药用保和丸加减。其方如下：

材料：半夏、茯苓各9克，苏梗、白术、神曲、莱菔子各6克，焦山楂10克。

用法：水煎服。

加减：腹胀痛加木香6克，厚朴3克；呕吐加竹茹9克。若形体虚弱，当补攻兼施，保和丸去莱菔子加白豆蔻、草豆蔻各3克。

（2）如果是痰湿内阻于壅中，则表现为：形体虚胖或瘦弱，面黄白，常呕吐厌食，便溏，舌苔白腻。王老多以健脾燥湿化痰为治则，方用二陈汤加减。其方如下：

材料：苍术6克，陈皮3克，半夏6克，茯苓10克，神曲10克，炒谷芽10克。

用法：水煎服。

加减：脾虚加党参6克，砂仁3克；虚烦不寐加竹茹10克，枳壳6克，连翘心9克，木通9克。

（3）如果厌食是由虫积引起的，主要表现为：面色苍黄，消瘦食少，或嗜异物，睡时磨牙，腹胀大时痛，大便不调，面有白斑，唇口起白点。王老常以健脾安蛔为治，方用加减乌梅丸。其方如下：

材料：乌梅、当归、苏梗各6克，黄连、白芷、川椒各3克，木通、川朴各9克，炒麦芽10克，细辛1.5克。

用法：水煎服。

加减：呕吐加姜汁二滴于药中，等到虫安之后，用五味异功散健胃。

3. 厌食后期

到了厌食症后期，脾胃已伤，正气虚馁，气血生化不足，身体虚弱，见并发症。王老认为，在治疗上当分脾胃虚弱和脾肾虚弱两种情况。

（1）脾胃虚弱。主要表现为：面色发白，形体瘦弱，神倦乏力，不思饮食，舌淡苔白。王老临证常以健脾和中为治，方用六君子汤加味。其方如下：

材料：苏梗、半夏各6克，泡参、白术、茯苓各10克，陈皮、砂仁、甘草各3克。

用法：水煎服。

加减：对于脾胃虚寒，手足冷，大便不消化者，用参附理中汤，药为党参10克，附片6克（先煎1小时），良姜3克，炒白术6克，炙甘草3克。

（2）脾肾虚弱。主要表现为：面色发白，形体虚弱，四肢不温，畏寒自汗，小便清长或遗尿，五更腹泻，舌淡苔白。王老常以双补脾肾为治，方用四君子汤合四神丸加减。其方如下：

材料：党参10克，白术10克，菟丝子10克，茯苓、补骨脂各6克，白蔻、吴萸、益智仁、甘草各3克。

用法：水煎服。

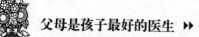
育儿小贴士

张奇文教授是我国著名的儿科专家，他认为"治病不如防病"，家长在小儿厌食的预防上一定要引起重视。具体来说，主要包括以下几点：

1. 小儿智力未开，对喜食之物往往会狼吞虎咽、恣食无度，这样最容易患伤食之症，伤食之后便会厌食，因此父母应很好地节制小儿乳食，千万不要过量过饱。

2. 小儿多数喜食冷饮冷食，如冰糕、冰激凌、瓜果等，它们很容易伤小儿脾胃之阳，应限制小儿食用量。

3. 俗话说："要想儿胃开，焦脆酥香斋。"要想使孩子胃口开，首先应从食物制作上考虑，儿童的主食除形、色、味、香之外，特别注意的是焦、酥、脆三个字，凡是焦、酥、脆的食物，孩子都愿意吃，当然香味可口也非常重要，先从少量开始，越吃越爱吃。如制成山药芝麻焦饼、内金核桃芝麻酥等，把食疗与药疗结合起来，制成各式各样的食品，这是研究儿童食疗的一条重要的途径。最后是个斋字，斋作"斋戒"讲，斋戒是以素食为主的，意思是少给孩子吃油腻之品，多食清淡蔬菜之类。

4. 零食是导致小儿厌食的一个重要因素，也是一个不良习惯，希望做父母的要从教育着手，养成孩子按时进食，不吃零食的好习惯。

孩子胃口好也要节食

现实生活中，我们经常看到很多年轻的父母为孩子不爱吃饭、厌食担心，而很少有父母因为孩子胃口好而烦心的。然而，当孩子在一段时间内显得食欲特别旺盛，常常出现饥饿感时，父母要在满足孩子对食物基本需求的同时，注意饮食的均衡，并节制饮食，否则孩子的健康也会因此而出问题。

首先，教育孩子一日三餐按时吃饭，尽量吃好、吃饱，以满足机体的需要。

其次，如果孩子常有饥饿感，可在孩子上学或外出期间让他适当带点零食，如饼干、点心，以预防诱发低血糖而有损孩子的身心健康。

再次，要特别关注孩子的食量，不可放任自流。一般情况下，允许孩子在早餐和午餐时适当多吃一些，但晚餐不可让孩子吃得过多，以防止因晚餐吃得过多影响睡眠和消化功能。

最后，任何时候都要避免暴饮暴食，特别是在好吃的食物面前，孩子往往难以自制，常常吃得过多、过饱，形成过度饮食。医学专家指出，过度饮食的后果是扰乱孩子的胃肠道功能，使得孩子食欲减退，出现恶心、呕吐、腹胀、腹泻等消化不良症状，由一个极端走向另一个极端，对孩子的健康影响极大。

孩子食欲转佳虽是一件好事，但家长不能只顾高兴而忘了对孩子饮食的适当节制。孩子的食欲愈是旺盛，愈要加以节制，避免暴饮暴食，这样才能更好地维护孩子的身心健康。

孩子营养不良源自脾胃不适

如果孩子脾胃虚损、运化失宣，而致气液耗损、脏腑失养，就会导致营养不良。营养不良也是幼儿常见病。此病早期可见纳食不佳，厌食，腹胀嗳腐，大便腥臭；严重者见头发稀疏，面黄肌瘦，精神委靡，腹大肢瘦，青筋暴露，食欲减退，或嗜食异物等。中医称之为"疳积"，大多是因小儿断奶后，饮食失调、喂养不当、脾胃损伤，或虫积及某些慢性病所致。

营养不良，可因摄食不足，或因食物营养不能充分吸收，能量代谢不正常，而出现体重不增（或减少），生长发育停滞，脂肪减少，肌肉萎缩等慢性营养缺乏症，其多发生于3岁以内的婴幼儿。久则身高低于正常儿童，皮下脂肪逐渐减少，消瘦明显，皮肤失去弹性，松弛而干燥，严重者会发生运动机能和智力发育障碍。中医治疗本病有较好的疗效。

"佝偻病"就是幼儿常见的营养缺乏症，俗称"软骨症"。它是由于饮食中缺乏维生素D和钙所致，现代医学称之为"维生素D缺乏性佝偻病"。由于维生素D不足，引起全身钙、磷代谢失常，继而导致骨骼病变，发病早期为烦躁不安、夜惊、多汗，随后是体质发育障碍，可见方颅，前囟门大，出牙晚，鸡胸，脊柱弯曲，下肢变异，腕部及踝部呈圆钝肥厚的手镯形、脚镯形等。

防治本病必须从饮食上加以调理。首先，强调母乳喂养，因为母乳中营养比较全面，但要注意让乳母摄取充足的维生素A和维生素

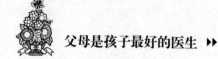

D，还可从婴儿出生后 1~2 周开始，每日给服维生素 D，最好达到 500~1000 国际单位，连续服用至 2~3 岁。其次，及时给婴幼儿添加富含维生素 D 和钙的辅助食品，如蛋黄、肝泥、鱼肝油制剂、虾皮、菜末、果汁、米汤等。1 岁以上的幼儿，应全面提高饮食质量，每天固定摄食牛奶、鸡蛋、豆腐、绿叶蔬菜、食糖以及主食。最后，要让小儿每天多晒太阳，因为阳光可增加维生素 D 和协助体内钙、磷吸收。

为了预防营养不良的发生，父母要少给孩子吃豆类、花生、玉米等坚硬难以消化的食物，忌食煎、炸、熏、烤和肥腻、过甜的食物，还要少用芝麻、芝麻油、葱、姜和各种香气浓郁的调味料。宜让孩子多吃米粥、牛奶、鸡肉、鸭肉、鸡肝、山楂、鳗鱼、鹌鹑、银鱼之类的食物。饮食要软、烂、细，以利消化吸收。下面为大家推荐几道食谱。

1. 虾皮蛋羹

材料：虾皮 20 克，鸡蛋 1 个。

做法：虾皮择去杂质，冲洗一下；鸡蛋打入碗内，搅打成泡，然后放入虾皮搅拌均匀。将鸡蛋液碗，放入蒸锅中蒸熟，取出，可用以佐餐。

功效：补气益肾，和胃健脾。本膳用虾皮含钙丰富，是小儿骨骼生长必不可少的食品。鸡蛋含有丰富的维生素 D，蛋黄中含钙较多。此羹经常食用，可防治儿童骨骼钙化不全的症状，是补充钙和维生素 D 的理想菜肴。

2. 香菇粥

材料：香菇 5 克，粳米 50 克。

做法：将香菇用冷水泡发好，洗净，切碎；粳米淘洗干净。锅置火上，放入适量清水、香菇、粳米，同煮，先用大火烧沸后，改为文火煮至粥熟即成。

功效：养血和中，健脾益气。本膳用香菇营养丰富，《现代实用中药》说："香菇，为补偿维生素 D 的要剂，预防佝偻病，并治贫血。"此粥可防治小儿食欲不振、佝偻病、贫血等症。

3. 百合蒸鳗鱼

材料：百合 100 克，鳗鱼肉 250 克，黄酒、味精、精盐各适量，葱末、姜末少许。

做法：将鲜百合撕去内膜，用精盐擦透，洗净，切块放入碗内。鳗鱼肉切成小块，放少许盐，用黄酒浸渍 10 分钟后，放在百合上面，撒上姜末、葱末、味精，上笼蒸熟，即成。

功效：润肺清心，补虚扶赢。本膳用百合含淀粉、蛋白质、脂肪、多种生物碱、钙磷、铁、钾等成分，有润肺止咳、清心安神的作用。鳗鱼又称鳗鲡，味甘，性平，能补虚赢、益气血，含蛋白质、脂肪、钙、磷、铁及维生素 A、维生素 B_1、维生素 B_2、维生素 B_6、维生素 C 和多糖等成分。常用于虚损劳瘵、小儿疳积等。

4. 乳粥

材料：牛乳或羊乳适量，大米 50 克，白糖适量。

做法：将大米淘洗干净，放入锅内，加适量清水，用文火煮粥，待粥煮至半熟时，去米汤加牛乳、白糖同煮成粥。早晚餐热食，空腹食用较佳。

功效：补血润燥，和胃健脾。本膳用乳类，有补血润燥的作用，牛乳为常食的营养滋补食品，富含蛋白质、脂肪、糖类及维生素类。

同大米煮粥，既可增强健脾和胃的作用，又能延长在胃肠内消化吸收的时间，加强补益作用。此粥可用于幼儿营养不良，发育缓慢，肢体羸瘦，气血不足，面色萎黄，小儿疳积等代谢不良性疾病。

5. 鸡肝粥

材料：鸡肝1个，大米60克。

做法：将鸡肝洗净，切碎；粳米淘洗干净。锅上火，放入适量清水，下入粳米、鸡肝，用大火烧沸，后用文火煮至粥熟即可，分次饮用。

功效：养血明目，补肾和胃。本膳用鸡肝营养丰富，其味甘、性微温，有补肝肾作用，《本草汇言》载称："鸡肝，补肾安胎，清疳明目之药也。"常食此粥可治疗小儿营养不良。

孩子肚子胀，妈妈怎么办

　　《幼幼集成》中说："夫胀满者，腹胀气满也。"这就是说肚子胀的时候，里面积的全是气。常见的胀气有两种：一种是胀寒气，一种是胀食气。也就是说一种是因着凉引起的，一种是因伤食而导致的。孩子着凉了，肚子胀，会拉肚子，家人只要趴在孩子的肚子上听一听，就会发现里面像在打架，"咕噜咕噜"直响。这时，孩子还会肚子痛、怕冷、脸色发白。

　　如果是伤食引起的肚子胀，孩子除了大便酸臭、口气重之外，肚子里很安静，几乎听不到什么声音。这是因为有食积在肚子里不消化，肠道蠕动过慢，有时你还能摸到孩子的肚子里面有块状物，那就是没消化的食物。

　　中医所说的"寒性凝滞"，意思就是说寒会让肚子里的气凝聚到一起，引起腹胀、疼痛。赶走寒气的办法就是用热法，但只用热也不行，还得通气。喝碗肉桂牛肉汤就能解决孩子因着凉引起的腹痛。牛肉可以驱寒，而肉桂除了能驱寒之外，还有一个独到的效果，就是味能窜走。肉桂发出的气味就像一个不听话的孩子，在人体内到处窜走，走的同时就能行气，消除胀满。

　　肉桂牛肉汤的做法跟我们平时炖牛肉一样。但要记住，只放肉桂，不要再放别的作料了。炖一次牛肉放 10 克左右的肉桂就可以了。因为孩子的脾胃较弱，肉食类又不容易消化，所以炖的时间一定要长一点，开锅后还要炖上 30 来分钟，出锅的时候再放点盐。在孩子空腹的时候给他喝一碗汤，一天两次。孩子喝完后，痛快地放几个屁，打几个饱嗝，腹胀和寒气就被赶走了。

孩子的脾胃弱，对食物的冷热反应最敏感，吃的食物稍微冷或凉一点，脾胃就会感觉不舒服，其实，这是气不通，也就是气胀。如果孩子症状轻，只是有点厌食，肚子有点胀，父母就可在孩子的早餐粥里放点萝卜籽，每次用十几颗，捣碎即可。萝卜性凉，生吃可以泻火通气，但对孩子来说就不行，因为凉会伤到他的脾胃。而萝卜籽就没有这个弊端，它只是通气不伤脾胃，而且效果很好。

前面说的都是实胀，最难治的还是虚胀，这种胀不是因为吐的时间太长、吃的泻药太多，就是因为长时间积食形成的严重营养不良导致的。虚胀的孩子，除了肚子胀得满满的之外，身体消瘦，精神不振，不管吃不吃东西，肚子都胀，吃什么都没有胃口，对于这种虚胀，问题还是出在脾上，所以健脾才是解决虚胀的根本。

最后，需要提醒各位家长的是，帮助孩子治疗腹胀不是最关键的，最关键的是要预防孩子腹胀，这样孩子就不需受腹胀之苦了。具体的方法是帮助孩子保护肚脐。孩子的肚脐最弱，为了不让它着凉，父母可以给孩子穿一件肚兜。此外，孩子睡觉的时候，别的地方露着没关系，但一定要为其盖上肚脐，否则孩子肚脐受凉就可能会肚胀、伤食，影响健康。

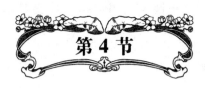

第 4 节

养好孩子最娇嫩的器官——肺

中医说"命悬于天"，就是命悬于肺

　　"命悬于天"并不是说命运由上天决定，试想一下，人不吃地上的食物可以活上几天，但是不呼吸天上的空气，连几分钟都活不了，这不就是"命悬于天"吗！人体与天上的空气相连的是肺，因此，命悬于天，就是命悬于肺。

　　肺在五脏六腑中的地位很高。《黄帝内经》中说肺是"相傅之官"，也就是说，肺相当于一个王朝的宰相，它必须了解五脏六腑的情况，这也是为什么中医一号脉就能知道五脏六腑的情况的原因。医生要知道人身体的情况，首先就要问一问肺经，问一问"寸口"。因为全身各部的血脉都直接或间接地汇聚于肺，然后敷布全身。所以，各脏腑的盛衰情况，必然在肺经上有所反映，而寸口就是最好的一个观察点，通过这个点可以了解全身的状况。

肺为华盖，其位置在五脏六腑的最高处，负责气的宣发肃降。中医有"肺为水之上源"之说。一旦肺热或肺寒，宣发肃降功能失调，人的气机运行就会受阻，人就会生病，最典型的症状就是咳嗽。

咳嗽有寒热之别，不能"一视同仁"。受寒后，鼻塞流涕，或者稍微有些发冷打战，这种病应该服生姜、葱白，一日两次，不宜长服；患热咳的人，晚上咳得尤其厉害，喉咙发痒，还会有口渴之感，这种病应该服一些淡盐汤水，病初服用很快就会治愈，也可以长期服用。

生命离不开两样东西，一是空气，一是食物。人体内负责运化空气的是肺，负责传导食物的是大肠。所以，肺经与大肠经相表里。

在五行里，肺与大肠同属金，肺属阴在内，大肠为阳在外。肺为"相傅之官"，主气；大肠为"传导之官"，变化水谷，传导糟粕。正因肺与大肠相表里，所以，大肠的邪气容易进入肺，肺的邪气也可以表现在大肠上。

一旦外邪进入了大肠，就会出现感冒发烧和"上火"等症状，有的人会出现喉咙、牙齿疼痛的症状，有的人会出现痤疮、雀斑、酒糟鼻，有的人会腹胀、腹泻、便秘、上肢不遂。如果这时候不采取措施阻止外邪的进攻，外邪就会长驱直入，进入人体的内部，表现为较严重的肺部疾病。因此平时感冒发烧，如果不及时治疗，就容易转化成肺炎。

肺为"相傅之官"，孩子养肺从呼吸开始

前文说过肺相当于一个王朝的宰相，一人之下，万人之上。宰相的职责是什么？他了解百官、协调百官，事无巨细都要管。肺主要有三大功能，即肺主气，主肃降，主皮毛。肺不仅是呼吸器官，还可以把呼吸之气转化为全身的一种正气、清气而输送到全身；同时，肺在人身当中，起到肃降的作用，即可以肃降人的气机。另外，人全身表皮都有毛孔，毛孔又叫气门，是气出入的地方，都由肺直接来主管。既然肺脏如此重要，那我们应该如何为孩子保护它呢？

1. 让孩子学会腹式呼吸

人的呼吸形式分为胸式呼吸和腹式呼吸两种。平时我们呼吸的方式就是胸式呼吸，但胸式呼吸时只有肺的上半部肺泡在工作，占全肺4/5 的中下肺叶的肺泡却在"休息"，长年累月地下去，中下肺叶得不到锻炼，长期废用，易使肺叶老化。腹式呼吸却可以弥补胸式呼吸的缺陷，方法为：吸气时让腹部凸起，吐气时压缩腹部使之凹入。

需要让孩子注意的是，在锻炼腹式呼吸的初期，切忌急于求成地去追求呼吸的深长细缓，不要过于注意自己的呼吸，以防止出现胸闷气短、呼吸不畅、憋气等不良反应。另外，也不能机械地去任意延长呼气时间而缩短吸气时间，否则就会因为肺换气过度而出现头昏、头痛、疲乏等症状，甚至发生呼吸性碱中毒或酸中毒。

2. 让孩子多笑一笑

中医提出"笑能清肺",笑能使胸廓扩张,肺活量增大,胸肌伸展,笑能宣发肺气、调节人体气机的升降、消除疲劳、驱除抑郁、解除胸闷、恢复体力,使肺气下降、与肾气相通,并增加食欲。清晨锻炼,若能开怀大笑,可使肺吸入足量的大自然中的"清气",呼出废气,加快血液循环,从而达到心肺气血调和的作用,保持人的情绪稳定。

3. 注重饮食

饮食养肺应多吃玉米、黄豆、黑豆、冬瓜、番茄、藕、甘薯、猪皮、贝、梨等,但要按照个人体质、肠胃功能酌量选用。

4. 保持室内空气的清新

我们知道,肺的主要生理功能是进行体内外气体交换,吸清呼浊,即吸入阳气,呼出二氧化碳,保证机体对氧的需求,所以日常生活中肺的养生保健最重要的是周围空气的清新,所以不管是家里还是单位,多开窗通风,保持干净,不要让垃圾长时间在屋里滞留。

高度警觉，别让孩子患上肺结核

肺结核是结核病的一种，是由结核杆菌引起的慢性传染病。临床上多呈慢性过程，因身体抵抗力弱，感染结核杆菌后发病。肺结核一般有疲乏、消瘦、盗汗、胃口不好、下午发热、面颊潮红等全身症状，可伴有咳嗽、咳痰、咯血、胸痛、气急等。近 30 年来，我国结核病疫情虽有下降，但由于人口众多，控制病情不均衡，有的地区结核病仍为当前危害人民健康的主要疾病之一。因此，各位家长仍然要提高警惕，以防这个过气的病魔死灰复燃，伤害你的孩子。

肺结核的临床表现多种多样，病灶范围小，可无明显症状，常在 X 线健康检查时始被发现。该病病变范围广，机体对结核菌敏感性高，则毒性症状显著。

全身毒性症状表现为午后低热、乏力、食欲减退、体重减轻和盗汗等，当肺部病灶急剧进展或播散时，可有高热。另外，还会有一些呼吸系统症状：

（1）咳嗽、咳痰。早期咳嗽或有微咳，无痰或有少量黏液痰。肺组织发生干酪样坏死或并发感染时，痰量增加并成脓性。并发支气管结核时，可有剧烈的刺激性咳嗽。

（2）咯血。约 1/3 的患者有不同程度的咯血。痰中带血为炎性病灶的毛细血管扩张引起，中量以上咯血常为小血管损伤或空洞内血管瘤破裂所致。

（3）胸痛。当炎症波及壁层胸膜时，患侧胸壁有胸痛，随咳嗽和呼吸而加重。

（4）呼吸困难。慢性重症肺结核时，由于肺组织广泛破坏，或并发肺不张、肺气肿、广泛胸膜增厚、气胸或大量胸腔积液等，可引起呼吸功能障碍而出现呼吸困难。

药食疗法是治疗肺结核的一种常用方法，下面就给各位家长介绍一些常用的方法：

1. 蛤什银耳粥

材料：蛤什蟆油 10 克，银耳 1 朵，粳米 100 克。

做法：将蛤什蟆油及银耳以冷开水浸泡 2 小时，文火煎煮半小时，再入粳米，熬煮成粥。放冰糖适量调味，分顿随量食用。

用法：以上为 1 日量，连服半个月为一个疗程。

2. 天门冬粥

材料：天门冬 30 克，粳米 100 克。

做法：先煎天门冬取浓汁，去渣，入粳米为粥，沸后加冰糖适量，再煮一二沸。

用法：分作 1~2 次用完，每天 2 次，连服半个月为 1 疗程。

孩子要健康就要拒绝支气管炎

　　孩子虽小，但是也有可能患上支气管炎，支气管炎到底是什么疾病呢？它是由炎症所致的呼吸系统疾病，分为急性和慢性两种类型。

　　急性支气管炎是由于病毒、细菌感染、物理和化学性刺激或过敏反应等支气管黏膜造成的急性炎症。本病多发于寒冷季节，受凉和过度疲劳均可削弱上呼吸道的生理性防御机能，造成感染得以发展的机会。一般感染急性支气管炎的人，先有鼻涕、流涕、咽痛、声音嘶哑等上呼吸道感染症状。全身症状较轻微，仅有头痛、畏寒、发热、肌肉酸痛等。

　　咳嗽为主要症状，开始为干咳，伴有胸骨下刺痒闷痛，痰少。在晨起、晚睡体位变化时，或吸入冷空气及体力活动后，有阵发性咳嗽。

　　慢性支气管炎是由于感染或非感染因素引起气管黏膜的炎性变化，黏液分泌增多，临床出现咳嗽、咳痰、气急等症状。早期症状轻微，多在冬季发作，晚期炎症加重，炎症可常年存在。病情进展可并发肺气肿、肺动脉高压、右心肥大等疾病。

1. 预防

　　预防支气管炎主要是依靠食物建构坚固的人体免疫系统。在感冒高发季节多吃些富含锌的食品有助于机体抵抗感冒病毒，如肉类、海产品和家禽含锌最为丰富。此外，各种豆类和种子亦是较好的含锌食

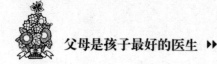

品，可以取得很好的治疗效果。各类新鲜绿叶蔬菜和各种水果都是补充维生素 C 的好食品。还应多吃富含铁质的食物，如动物血、奶类、蛋类、菠菜、肉类等都有很好地预防效果。

2. 食疗

支气管炎患者要依据病情的寒热选择不同的食物。如属寒者用生姜、芥末等；属热者用茼蒿、萝卜、竹笋、柿子、梨等。体虚者可用枇杷、百合、胡桃仁、蜂蜜、猪肺等，饮食宜清淡，低钠。能起到止咳平喘、化痰功效的食品有梨、莲子、柑橘、百合、核桃、蜂蜜、菠萝、白果、鲜藕、大白菜、小白菜、菠菜、油菜、胡萝卜、西红柿、白萝卜、枇杷等。要补充维生素，多吃一些新鲜蔬菜和水果。多补充蛋白质，瘦肉、豆制品、山药、鸡蛋、动物肝脏、绿叶蔬菜等食物中含优质的蛋白质，应多吃。

3. 忌吃食物

忌食腥发及肥腻之物。腥发之物，特别是海腥类，如带鱼、黄鱼、角皮鱼、虾、蟹等，以及油炸排骨、烤羊肉串、肥肉、动物内脏、动物油等，多食损伤脾胃，易助湿生痰。

另外，再为各位家长推荐两道健康食谱：

1. 南瓜大枣粥

材料：南瓜 300 克，大枣 15 枚，大米 150 克，蜂蜜 60 克。

做法：将南瓜洗净，切成小块，大枣、大米洗净备用。锅内加水适量，放入大枣、大米煮粥，五成熟时，加入南瓜，再煮至粥熟，调入蜂蜜即成。

功效：南瓜有消炎止痛，补中益气，解毒杀虫等功效，适用于慢性支气管炎咳嗽痰喘。

2. 大葱糯米粥

材料：大葱白 5 段（长 3 厘米），糯米 60 克，生姜 5 片。

做法：共煮粥，粥成后加米醋 5 毫升，趁热食用。

功效：适用于急性支气管炎。

消气解肿，治疗孩子肺气肿

严格地讲，肺气肿不是一种病，而是慢性气管炎、支气管哮喘等的并发症。肺气肿是因肺脏充气过度，细支气管末端、肺泡管、肺泡囊和肺泡膨胀或破裂的一种病理状态，主要是因为慢性气管炎、支气管哮喘、空洞型肺结核、矽肺、支气管扩张等长期反复发作，使肺泡壁损坏、弹性减弱，甚至多个肺泡融合成一个大肺泡，使肺泡内压力增大，血液供应减少而出现营养障碍，最终形成肺气肿。按病因，肺气肿可分成老年性肺气肿、代偿性肺气肿、间质性肺气肿、阻塞性肺气肿等。而阻塞性肺气肿最常见。

帮助孩子预防肺气肿要注意保暖，严防感冒入侵，还要多吃富含维生素 A、维生素 C 及钙质的食物。含维生素 A 的食物如红薯、猪肝、蛋黄、鱼肝油、胡萝卜、韭菜、南瓜、杏等，有润肺、保护气管之功效；含维生素 C 的食物有抗炎、抗癌、防感冒的功能，如大枣、柚、番茄、青椒等；含钙食物能增强气管抗过敏能力，如猪骨、青菜、豆腐、芝麻酱等。香菇、蘑菇含香菇多糖、蘑菇多糖，可以增强人体抵抗力，减少支气管哮喘的发作，预防肺气肿。

患有肺气肿的孩子多吃蛋白质类食品，有助于修复因病变损伤的组织，提高机体防御疾病的能力。因病人血液偏酸性，应多食用含碱性的食物，如蔬菜和水果；供给充足的蛋白质和铁，饮食中应多吃瘦肉、动物肝脏、豆腐、豆浆等，以提高抗病力，促进损伤组织的修复；还要多饮水，以利于痰液稀释，保持气管通畅，每天饮水量至少

2000毫升（其中包括食物中的水分）。

除此之外，如果你的孩子已经患上了肺气肿，身为父母的你一定要注意以下几点：

（1）避免给孩子吃容易引起过敏的食品，如鱼、虾、蛋等；

（2）急性发作期，忌给孩子食油腻辛辣之物；

（3）低盐饮食；

（4）每顿饭不宜过饱，以免增加心脏负担；

（5）限制牛奶及其制品的摄入，奶制品可使痰液变稠，不易排出，从而加重感染。

育儿小贴士

为了孩子的健康，这里给家长们推荐两款健康食谱：

1. 虫草炖老鸭

材料：老鸭1只，冬虫夏草15克。

做法：将老鸭去毛及杂肠，再将冬虫夏草置于鸭腹内，加水适量，隔水炖烂，加佐料食之，每周1次，连服1个月。

功效：适用于肺虚证。

2. 核桃仁糖

材料：核桃仁30克，萝卜籽6克，冰糖适量。

做法：先将冰糖熔化，掺入药末，制成糖块，每日嚼食。

功效：适用于上盛下虚，气逆喘咳症。

孩子肺热了怎么办

肺热是肺部脓肿形成的一种病症。中医认为，"风热邪毒犯肺，或风寒化热，邪热蕴肺，肺受热毒所灼，失于宣降清肃，痰热内部，热壅血淤，郁结成痈，血败化脓，形成本病"。如果你的孩子肺热了，你该怎么办呢？千万不要紧张，下面为你介绍几类食物，对缓解孩子肺热大有益处。

（1）梨性凉，味甘，能清热化痰，热咳者宜之。民间常将梨削皮后，将梨核掏出，放入川贝粉1～3克，隔水炖食，每日2次，每次1只。或选用已故名医蒲辅周的方法，用中药麻黄3～5克，捣碎或捶碎后放入梨心内蒸熟食用。

（2）罗汗果清肺止咳，肺热咳嗽和风热咳嗽者宜服。可用罗汉果1个，柿饼15克，水煎服食。

（3）柿子性寒，能清热、消痰、止咳，故热咳者宜食之。据近代药理试验观察，柿子确有祛痰和镇咳效果，且祛痰作用强于镇咳。

（4）枇杷性凉，味甘，能润肺化痰止咳。《滇南本草》云："枇杷治咳嗽吐痰。"适宜热咳吐黄脓痰之人食用。

（5）无花果能清热、化痰、理气，适宜风热型咳嗽多痰胸闷者食用。《福建中草药》还记载了当地民间方法：治肺热咳嗽、声音嘶哑，用无花果15克，水煎调冰糖服。

（6）荸荠能化痰、清热，对热性咳嗽吐脓痰者尤宜。每次可用鲜荸荠250克，洗净削去皮，用沸水烫一下，生吃，早晚各1次，连吃

3~5天。

（7）萝卜汁。可选用红皮辣萝卜新鲜者500克,洗净不去皮,切成薄片,放于碗中,上面放饴糖（麦芽糖）2~3调羹,搁置一夜,即有溶出的萝卜汁,频频饮服,有清热化痰止咳效果,适宜风热或肺热咳嗽者食用。也可用鲜萝卜与荸荠各500克,洗净后一并捣汁或榨取汁水服。

（8）冬瓜性凉,味甘淡,有清热消痰作用。《滇南本草》中曾说:"冬瓜润肺消热痰,止咳嗽,治痰吼,气喘。"凡风热咳嗽或肺热咳嗽者,均宜选用冬瓜煨汤食用。《本草再新》中还说:"解暑化热。"因此,尤其是在夏季风热咳嗽和肺热咳嗽,咳痰黄稠之人,食之最宜。冬瓜子性味甘凉,能润肺化痰清热,也是中医治疗痰热咳嗽常用之品,故肺热咳嗽的大叶性肺炎、肺痈（肺脓肿）、支气管扩张等咳嗽吐黄脓痰者,食之尤宜。

此外,如果孩子处于肺生热的早期,也就是耳朵刚刚发热的时候,你可以用消完毒的棉签沾上医用的生理盐水,给孩子擦拭鼻孔,每天少则两三次,多则四五次。很快孩子的肺热症状就会消失不见。

没有哪一种药能通治感冒——不同感冒的家庭调治方

　　商家为了促进销售，常常在广告中吹嘘自己的感冒药可以通治所有感冒。各位家长千万不要轻信，事实上，到目前为止，没有哪一种感冒药能通治所有感冒，所以，你一定要辨清孩子的症状，对症施治，这样才能尽快治好孩子的感冒，让其恢复健康。

　　世人都说感冒是"百病之首"，细论起来，感冒也分很多种，比如说着凉感冒（也就是中医所说的风寒感冒）是生活中最常见的，大多数家长都能辨别清楚。孩子流清鼻涕、怕冷、发热、头痛，也不出汗，一般就是因为衣服穿少了，着凉了，给孩子吃点感冒药就可以。

　　同样是发烧、头痛、鼻塞，但鼻涕黏稠，孩子满脸通红、口很干、一个劲地要喝水，另外，舌苔不但不是那种正常的薄白，而是黄色的，舌体通红，这就是热证，也就是风热感冒。热本来就伤津，汗就是津，如果再吃感冒药发汗，津液就会流失过多，病情反而会加重。

　　除此之外，还有夏天发生的暑湿感冒。这种感冒也有头晕、头痛、鼻塞等症状，但更多的是胃肠不舒服，像恶心、呕吐、腹泻、食欲不振等，而且小便发黄。另外，舌苔也和风寒感冒时的舌苔有所区别。风热感冒时，舌苔黄而干，像旱地。如果舌苔黄而腻，像湿地，那就是暑湿引起的感冒。中医认为，风寒感冒了，可喝点姜汤发发汗；风热感冒了，可泡点薄荷和菊花茶来驱热；暑湿感冒了，熬点绿豆粥喝能祛暑湿。

　　由于感冒可能诱发许多疾病，若忽略孩子的感冒症状，很容易酿成大疾患，例如使得孩子患上病毒性心肌炎等，因此，家人一定要重视孩子的感冒。

咳和嗽其实是两种疾病

生活中谁家的孩子如果咳嗽了，其家长大多会买些止咳嗽的药或者止咳糖浆给孩子吃。其实，这种做法是错误的。孩子咳嗽了，家长首先应该做的是，分清是该给孩子治咳还是治嗽。

咳与嗽皆为肺病，无论是外感六淫，还是脏腑功能失调等内伤，皆可累积到肺而发生咳嗽，故《素问·宣明五气论》说"五脏六腑皆令人咳，非独肺也"。张景岳亦说："咳证虽多，无非肺病。"咳嗽的主要病机是痰气壅塞，肺气失宣，治以宣降肺气、化痰为法。咳与嗽的病位、病机不同，治疗方法各异。咳证的病位在肺，主要病机是肺失宣降、气道壅塞，故咳而有声，无痰或少痰，治则是宣降肺气（畅通气道）而止咳，慎用温燥祛痰之药；而嗽证的主要病机是痰浊阻肺，肺气失宣，病位在脾肺，脾为生痰之源，痰邪阻肺，因痰而嗽也，治当健脾化痰，宣畅肺气，又当慎用收敛镇咳之品。证如《素问·病机气宜保命集·咳嗽论》中所说："咳谓无痰而有声，肺气伤而不清也；嗽谓无声而有痰，脾湿动而痰也；咳嗽谓有痰有声，盖伤于肺气，动于脾湿，咳而为嗽也。"金元四大家之一的张元素进一步明确提出了咳与嗽的不同治法，他认为"咳而无痰者，以辛甘润其肺，咳而嗽者，治痰为先"。

咳证的临床表现并不复杂，但病因复杂兼症甚多。临床多表现为阵咳、剧咳、频频干咳少痰，甚或咳至干呕、面红耳赤、头晕眼花等。急则治标，治以镇咳宣降肺气为主，佐以辨证祛邪。方用止咳汤：炙白前根、炙百部、炙紫菀、炙枇杷叶、杏仁、桔梗各15克，蝉蜕10克，甘草5克。若属冬季感受风寒而咳者，加麻黄、荆芥、炙旋覆花各15克；若属春季感受风热而咳者，加薄荷、桑叶各15克、芦根30克；若属夏季感受暑热而咳者，加生石膏、滑石各30克、荷叶、香薷各15克；若属秋季感受燥邪而咳者，加桑叶、知母、麦冬、薄荷（另包后下）各15克；若属肝火犯肺而咳者，加桑白皮、地骨皮、栀子、麦冬各15克；若属感冒后过食油腻滋补而咳者，还应在以上用药的同时，加入生麻黄、莱菔子、生山楂各15克。

嗽证以内伤脏腑功能失调和痰湿阻肺为多见，临床症状以胸闷痰多、或白或黄、舌苔厚腻、脉弦滑，或伴见肺脾气虚表现等，治疗以健脾化痰为主。方用六君汤和三子养亲汤加减，药物组成为党参、陈皮、法夏、茯苓、白术、厚朴、桔梗、海蛤壳、杏仁、苏子各15克，葶苈子、甘草各5克；痰郁化热者，加黄芩、桑白皮；气喘加炙麻黄、杏仁；食少加莱菔子、神曲。

由上我们可以得知，是咳治肺，嗽治脾，所以，家长们一定要将孩子是咳还是嗽分清楚，这样才能治好孩子的咳嗽。

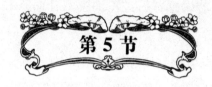

第 5 节

肾气旺，孩子的生命就旺

藏精纳气都靠肾，给生命提供原动力

肾，俗称"腰子"，作为人体一个重要的器官，是人体赖以调节有关神经，内分泌免疫等系统的物质基础。肾是人体调节中心，人体的生命之源，主管着生长发育，衰老死亡的全过程。

《黄帝内经》说："肾者，作强之官，技巧出焉。"这就是在肯定肾的创造力。"作强之官"，"强"，从弓，就是弓箭，要拉弓箭首先要有力气。"强"就是特别有力，也就是肾气足的表现，其实我们的力量都是从肾来，肾气足是人体力量的来源。"技巧出焉"是什么意思呢，技巧，就是父精母血运化胎儿，这个技巧是你无法想象的，是由父精母血来决定的,是天地造化而来的。

肾的功能主要有四个方面:主藏精,主水液代谢,主纳气,主骨生髓。

1. 肾藏精,主生长发育和生殖

肾的第一大功能是藏精。精分为先天之精和后天之精,肾主要是藏先天的精气。精是什么?精是维持生命最基本的物质。这种物质基本上是呈液态的,所以精为水,肾精又叫肾水。肾还主管一个人的生殖之精,是主生殖能力和生育能力的,肾气的强盛可以决定生殖能力的强弱。

《内经·上古天真论》云:"女子……七七,任脉虚,太冲脉衰少,天癸竭,地道不通,故形坏而无子也。丈夫八岁,肾气实,发长齿更;……五八,肾气衰,发堕齿槁;……而天地之精气皆竭矣。"在整个生命过程中的生、长、壮、老的各个阶段,其生理状态的不同,决定于肾中精气的盛衰。故《素问》说:"肾者主蛰,封藏之本,精之处也。"平素应注意维护肾中精气的充盛,维护机体的健康状态。

中医学认为,当生殖器官发育渐趋成熟时,肾中精气充盛,此时产生一种叫天癸的物质,它可以促进人体生殖器官发育成熟和维持人体生殖功能。

2. 肾主管水液代谢

《素问·逆调论》:"肾者水脏,主津液。"这里的津液主要指水液。《医宗必读·水肿胀满论》说:"肾水主五液,凡五气所化之液,悉属于肾。"中医学认为人体水液代谢主要与肺、脾、肾有关,其中肾为最关键的器官。肾虚,气化作用失常,可发生遗尿、小便失禁、夜尿增多、尿少、水肿等。

3. 肾主纳气

肾的第二大功能是纳气，也就是接收气。《医碥》中记载："气根于肾，亦归于肾，故曰肾纳气，其息深深。"《类证治裁·喘证》中说："肺为气之主，肾为气之根。肺主出气，肾主纳气，阴阳相交，呼吸乃和。若出纳升降失常，斯喘作矣。"肺主的是呼气，肾主的是纳气，肺所接收的气最后都要下达到肾。临床上出现呼吸浅表，或呼多吸少，动则气短等病理表现时，称为"肾不纳气"。

4. 肾主骨生髓

《素问·痿论》说"肾主身之骨髓"。这里髓包括骨髓、脊髓、脑髓。老年人常发生骨质疏松，就与肾虚，骨骼失养有关。中医认为血液的生成，其物质基础是"精"和"气"，精包括水谷精微和肾精，气是指自然之清气。慢性肾衰患者常出现肾性贫血，与肾虚密切相关。

中医学认为，肾是先天之本，也就是一个人生命的本钱，人体肾中精气是构成人体的基本物质，与人体生命过程有着密切的关系。人体每时每刻都在进行新陈代谢。肾脏将这些有害物质通过尿排出体外，以调节机体水、电解质和酸碱平衡，保持生命活动的正常进行。所以要保持健康、延缓衰老，应保护好肾脏功能。

孩子肾衰的五种表现形式

"肾气",是指肾精所化之气,它反映了肾的功能活动,对人体的生命活动尤为重要。若孩子肾气不足,不仅早衰损寿,而且还会发生各种病症,对健康极为不利。其主要表现为以下五个方面:

1. 封藏失职

肾气不足,精关不固,男孩易发生滑精;女孩则会出现带下清稀而多、清冷。肾气不足,膀胱失约,会表现为小便频数而清长,夜间更为严重,严重时还会小便余沥不尽或失禁。

2. 肾不纳气

肾主气,肾气不足,气失所主,气逆于上,会表现为喘息气短,气不接续,呼多吸少,唯以呼气为快,动则喘甚,四肢发冷,甚而危及生命。

3. 主水失职

肾气有调节人体水液代谢的作用。孩子如果肾气不足,水液代谢紊乱,就会造成水失所主,导致水肿发生。还会引起尿频、尿失禁或者尿少、尿闭。

4. 耳鸣失聪

肾气不足,不能充养于耳,就会造成肾虚耳鸣,听力减退,甚至

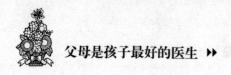

耳聋。

5. 衰老提前

肾气在推动人体生、长、壮、老、死中起着重要作用。肾气不足，五脏六腑功能减退，则会出现诸如精神疲惫、腰膝酸痛等现象。

"五黑"食物是给孩子养肾的最佳选择

在中医里，有"五色归五脏"的说法，也就是说不同颜色的食物或药物归属于人体的五脏，即：红色入心，青色入肝、黄色入脾，白色入肺，黑色入肾。黑色食物或药物对肾脏具有滋补作用，我们日常生活中所说的"五黑"食物就是其中的典型代表，"五黑"食物包括黑豆、黑米、黑芝麻、黑枣和黑荞麦，家长们可以用来给孩子养肾。

1. 黑米

也被称为"黑珍珠"，含有丰富的蛋白质、氨基酸以及铁、钙、锰、锌等微量元素，有开胃益中、滑涩补精、健脾暖肝、舒筋活血等功效，其维生素 B_1 和铁的含量是普通大米的 7 倍。冬季食用对补充人体微量元素大有帮助，用它煮八宝粥时不要放糖。

2. 黑荞麦

可药用，具有消食、化积滞、止汗之功效。除富含油酸、亚油酸外，还含叶绿素、卢丁以及烟酸，有降低体内胆固醇、降血脂和血压、保护血管功能的作用。它在人体内形成血糖的峰值比较延后，适宜糖尿病人、代谢综合征病人食用。

3. 黑枣

有"营养仓库"之称的黑枣性温味甘，有补中益气、补肾养胃补血的功能，它含有蛋白质、糖类、有机酸、维生素和磷、钙、铁等营养成分。

4. 黑豆

黑豆被古人誉为"肾之谷"，黑豆味甘性平，不仅形状像肾，还有补肾强身、活血利水、解毒、润肤的功效，特别适合肾虚患者。黑豆还含有核黄素、黑色素，对防老抗衰、增强活力、美容养颜有帮助。

5. 黑芝麻

黑芝麻性平味甘，有补肝肾、润五脏的作用，对因肝肾精血不足引起的眩晕、白发、脱发、腰膝酸软、肠燥便秘等有较好的食疗保健作用。它富含对人体有益的不饱和脂肪酸，其维生素 E 含量为植物食品之冠，可清除体内自由基，抗氧化效果显著，对延缓衰老、治疗消化不良和治疗白发都有一定作用。

"黑五类"个个都是养肾的"好手"。这五种食物一起熬粥，更是难得的养肾佳品。此外，李子、乌鸡、乌梅、紫菜、板栗、海参、香菇、海带、黑葡萄等，都是营养十分丰富的食物。肾不好的孩子，可以每周吃一次葱烧海参，将黑木耳和香菇配合在一起炒，或炖肉时放点板栗，都是补肾的好方法。

要想孩子肾脏安，就不能忽视下丹田

丹田在人体内有三处，两眉之间的印堂穴称为"上丹田"，这是炼神之所；在两乳之间的膻中穴称为"中丹田"，这是炼气之所；在脐下三寸的关元穴称为"下丹田"，这是炼精之所。历代中医都认为下丹田和人体生命活动的关系最为密切。它位于人体中心，是任脉、督脉、冲脉这三脉经气运行的起点，十二经脉也都是直接或间接通过丹田而输入本经，再转入本脏。下丹田是真气升降、开合的基地，也是男子藏精，女子养胎的地方，对小孩子来说也至关重要。因此可以说，下丹田是"性命之祖，生气之源，五脏六腑之本，十二经脉之根，阴阳之会，呼吸之门，水火交会之乡"。

人的元气发源于肾，藏于丹田，借三焦之道，周流全身，以推动五脏六腑的功能活动。人体的强弱，生死存亡，全赖丹田元气之盛衰。所以养生家都非常重视保养丹田元气。丹田元气充实旺盛，就可以调动人体潜力，使真气能在全身循环运行。意守丹田，就可以调节阴阳，沟通心肾，使真气充实畅通八脉，恢复先天之生理机能，促进身体的健康长寿。

另外，经常帮助孩子按摩丹田穴还可以增强其免疫功能，提高抵抗力，从而达到强肾固本的目的，有利于延年益寿，具体方法是把两手搓热，然后在腹部下丹田处按摩 30 ~ 50 次即可。

孩子患上肾炎就要利尿消肿

肾炎主要分为急性肾炎和慢性肾炎两大类，都有其独特的特点。

1. 急性肾炎

急性肾小球肾炎简称急性肾炎，是儿童及青少年人群的常见病，感染甲族 B 组溶血性链球菌是主要病因，是机体对链球菌感染后的变态反应性疾病。轻度患者会出现咽炎、扁桃体炎、中耳炎、丹毒、脓疱疮、水肿等症状；重者短期内可有心力衰竭或高血压脑病而危及生命。此外，还可有恶心、呕吐、厌食、鼻出血、头痛、疲乏、抽搐等症状。急性肾炎的病程长短不一，短者仅数日就可痊愈，长者可达 1 年以上。

2. 慢性肾炎

慢性肾小球肾炎简称慢性肾炎，青壮年是主要感染人群，是机体对溶血性链球菌感染后发生的变态反应性疾病，病变常常是双侧肾脏弥漫性病变。病情发展较慢，病程在 1 年以上，初起病人可毫无症状，但随病情的发展逐渐出现蛋白尿及血尿，病人出现疲乏无力、水肿、贫血、抵抗力降低以及高血压等症。晚期病人可出现肾衰竭而致死亡。中医认为本病属"水肿"、"头风"、"虚劳"等范畴。

要预防孩子患上肾炎，父母应保证孩子的饮食多样化，让孩子吸收全面的营养，并适当补充含优质蛋白的鸡蛋、瘦肉、鱼类等，脂肪类以植物油为佳。多给孩子吃芝麻、木耳等黑色食物滋养肾脏，注意每天给孩子进食适量的蔬菜和水果。

肾炎患儿的饮食要视其有无高血压及水肿情况，分别给予少盐、无盐饮食；选用生理价值高的蛋白质，如蛋类、乳类、肉类等，以补偿排泄损失，避免水肿及贫血；宜选用富含维生素 A、维生素 B_2 及维生素 C 的食物，可饮用橘汁、西瓜汁、橙汁和菜汁等，以利尿消肿。若伴有高血压或高脂蛋白血症者，须限制膳食中的饱和脂肪酸与胆固醇的含量。对有贫血的病例，应选用富含蛋白质和铁的食物，如肝、腰子、牛肉、蛋黄及绿叶蔬菜等。

如果是急性肾炎患儿，那么要多采用高碳水化合物来补充机体热量，尽量采用多品种的主食，如用玉米面和富强粉做发糕或窝头配大米稀饭，选用富含维生素、低钾、低钠的蔬菜水果，蔬菜如油菜、葱头、西红柿等，水果可吃苹果、草莓、葡萄、橙子等。蛋白质的选用一般以牛奶、鸡蛋、带鱼、牛肉等优质动物蛋白为主，不过要限量进食，否则对孩子的健康无益。

育儿小贴士

下面为各位家长推荐两道养生食谱：

1. 冬瓜羊肺汤

材料：羊肺 250 克，冬瓜 250 克，葱、姜适量，盐少许。

做法：羊肺洗净切成条状，放在油锅中炒熟，再将冬瓜切片，加水适量，文火炖煮，可放葱、姜调味，不加盐，以上为 1 日量，随素食用，1 周为 1 个疗程，间隔 3 日，继续下 1 个疗程。

功效：能消肿补虚，主治水肿。

2. 番茄烧牛肉

材料：牛肉 150 克，番茄 150 克，酱油 50 毫升，白糖 10 克，精盐5克，耗油、料酒各2.5克，姜丝、葱丝、植物油各少许。

做法：把牛肉洗净，切成方块；番茄洗净，去皮去子，切成块；锅置火上，放油，烧热，放姜、葱丝煸炒，下入牛肉煸炒几下，烹入料酒、耗油，加入水（浸没牛肉），放精盐、白糖，烧至熟，再加入番茄烧至入味，出锅即成。

功效：西红柿性凉味酸、甘，有清热解毒，凉血平肝，生津止渴，健胃消食等功效；牛肉营养丰富，其性温味甘、咸，有补脾和胃，益气增血，强筋健骨等功效。将二者合烹食，可平肝清热，滋养强壮，对慢性肾炎有疗效。

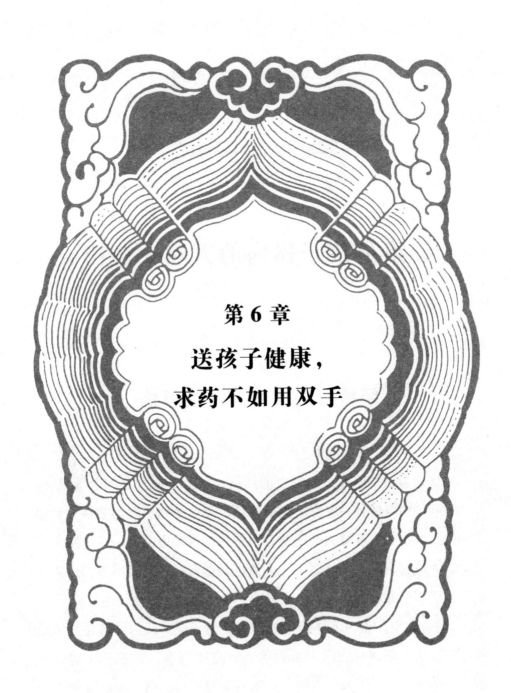

第 6 章

送孩子健康，
求药不如用双手

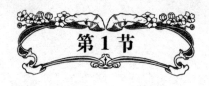

第1节

经络是孩子体内的天然大药田

经络可以决生死、处百病

中医认为经络就是运行气血的路线，它分布在全身的上下里外。如果说我们的身体是一座摩天大厦的话，那么经络就是隐藏在大厦墙里的电线网络。大厦灯火通明与否，全依仗这些电路，一旦电路出现故障，大厦就会陷入黑暗之中。人体也是如此，一旦经络不通，我们的气血就不能顺利地运送到各个脏腑，身体随之会出现问题。

《黄帝内经》里对人体经络的作用推崇备至，认为经络是"人之所以生，病之所以成，人之所以治，病之所以起"的根本。也就是说，人生下来、活下去、生病、治病的关键都是经络，可以说是"决生死、治百病"。具体来说，它有以下作用：

1. 联络脏腑，沟通全身

经络可以把人的内脏、四肢、五官、皮肤、肉、筋和骨等所有部分都联系起来，就好像地下缆线把整个城市连接起来一样。通路通畅，身体才能保持平衡与统一，维持正常的活动。

2. 运行气血，营养脏腑

天然气需要用管道输送到各个地方，同样，气血也要通过经络输送到身体各处，滋润全身上下内外。这是经络的第二个作用。每个人的生命都要依赖气血维持，经络就是气血运行的通道。只有通过经络系统把气血等营养输送到全身，人才能有正常的生理活动。

3. 抗御病邪，保卫机体

外部疾病侵犯人体往往是从表面开始，再慢慢向里发展，也就是先从皮肤开始。经络内外与皮肤相连，可以运行气血到表面的皮肤，好像砖瓦一样垒成坚固的城墙。每当外敌入侵时，经络便会发挥其抵御外邪、保卫机体的屏障作用。

4. 反映内在，以表知里

疾病也有从内而生的，"病从口入"就是因为吃了不干净的东西，使身体内的气血不正常，从而产生疾病。这种内生病首先表现为内脏的气血不正常，再通过经络反映在相应的穴位上。所以经络穴位还可以反映人内在的毛病，中医称之为"以表知里"。

5. 刺激经络，调整气血

人的潜力很大，我们的肝脏只有1/3在工作，心脏只有1/7在工作……如果它们出现问题，我们首先要做的是激发、调动身体的潜能。按照中医理论，内脏跟经络的气血是相通的，内脏出现问题，可以通过刺激经络和体表的穴位调整气血虚实。这也是针灸、按摩、气功等方法可以治疗内科病的原因。

嘴不但能吃饭，还能吃进细菌，成为疾病感染的途径。经络也一样，它可以运行气血，行使上面说的那些功能，但是人体一旦有病了，它也是疾病从外向里"走"的路。我们知道了它们的循行规律，就可以利用这一点来预防疾病的发展。这就好比敌人来偷袭，我们知道了它的行军路线，就可以提前做好防护准备。

认识孩子身上的这张"网络"地图

经络由经和络组成，经就是干线，络就是旁支。人体有12条主干线，也叫做"十二正经"，还有无数条络脉。经和络纵横交错，在人体里构成了一张大网。这张网就是人体的活地图，它内连脏腑，外接四肢百骸，可以说身体的各个部位，脏腑器官、骨骼肌肉、皮肤毛发，无不包括在这张大网之中。下面就带各位家长来认识一下孩子身上的这张"网"。

1. 经脉——谨防身体旱涝灾害

经脉是经络的主体，分为正经和奇经两类。正经有12条，奇经有8条，如果说十二正经是奔流不息的江河，那么奇经八脉就像个蓄水池。平时十二正经的气血奔流不息时，奇经八脉也会很平静地正常运行；一旦十二正经气血不足流动无力时，奇经八脉这个蓄水池中的水就会补充到江河中；如果十二正经气血过多，过于汹涌，水池也会增大储备，使气血流动和缓，只有这样，人体正常的功能才会平衡。

（1）十二经脉

正经有12条，即手足三阴经和手足三阳经，合称"十二经脉"，是经络系统的主体。它们分别隶属于十二脏腑，各经用其所属脏腑的名称，结合循行于手足、内外、前中后的不同部位，并依据阴阳学说，给予不同的名称。十二经脉的名称为：手太阴肺经、手厥阴心包经、手少阴心经、手阳明大肠经、手少阳三焦经、手太阳小肠经、足太阴脾经、足厥阴肝经、足少阴肾经、足阳明胃经、足少阳胆经、足太阳膀胱经。

十二经脉是气血运行的主要通道。通过手足阴阳表里的连接而逐经相传，构成了一个周而复始、如环无端的传注系统。就像奔流不息的河流，气血通过经脉可内至脏腑，外达肌表，营运全身。其流注次序是：

手太阴肺经→手阳明大肠经→足阳明胃经→足太阴脾经→手少阴心经→手太阳小肠经

↑   ↓

足厥阴肝经←足少阳胆经←手少阳三焦经←手厥阴心包经←足少阴肾经←足太阳膀胱经

（2）奇经八脉

奇经八脉是任脉、督脉、冲脉、带脉、阴跷脉、阳跷脉、阴维脉、阳维脉的总称。它们与十二正经不同，既不直属脏腑，又无表里配合关系，其循行别道奇行，故称奇经。其功能是：沟通十二经脉之间的联系，对十二经气血有蓄积渗灌等调节作用。

（3）十二经别

十二经别，是从十二经脉别出的经脉，主要是加强十二经脉中相为表里的两经之间的联系。由于它通达某些正经未循行到的器官与形体部位，因而能补正经之不足。

2. 络脉——警惕气血交通堵塞

络脉是经脉的分支，有别络、浮络和孙络之分，起着人体气血输布的作用。

（1）十五络脉

十二经脉和任督二脉各自别出一络，加上脾之大络，共计 15 条，称为十五络脉，分别以十五络所发出的腧穴命名，具有沟通表里经脉之间的联系，统率浮络、孙络，灌渗气血以濡养全身的作用。

（2）孙络

从别络分出最细小的分支称为"孙络"，它的作用同浮络一样输布气血，濡养全身。

（3）浮络

在全身络脉中，浮行于浅表部位的称为"浮络"，它分布在皮肤表面，主要作用是输布气血以濡养全身。

明白儿童的经络，才能对症下药

经络是隐藏在孩子体内的天然大药，通过对孩子经络的刺激，不仅可以祛病强身，而且没有副作用，更不用花什么钱。不过，有一点家长是必须要付出的，那就是耐心。要知道，我们使用经络按摩，就是把孩子的健康问题握在了自己手中，而不是推给医生，而与此同时，经络按摩又不是在孩子身上随便按一按就能起作用的，它是一整套科学的方法，要想掌握这种方法，首先要懂得以下原则：

（1）儿童经络按摩采用不同的方法会造成不同的影响，一般会有补、泻、清三种结果，其原则为：向上为补，向下为泻；向里为补，向外为泻；旋推为补，直推为清；以顺为补，以逆为泻；疾者为泻，缓者为补；轻者为补，重者为泻。

（2）孩子身体状况正常时，在两餐之间，既不疲劳也不饥饿的时候是给孩子按摩的最佳时间。如果孩子生病了，父母应在孩子不哭不闹、情绪稳定的时候进行按摩，在孩子哭闹之时，则要先安抚好孩子的情绪，再进行按摩。

（3）父母在为孩子进行按摩时，如果是按腹、揉臂，千万不能在饭后马上进行，以免引起孩子吐奶，或腹部不适。

（4）孩子皮肤娇嫩，力度应从轻到重，即便重的时候也要准确拿捏，以孩子皮肤微微发红为度，不要抓破皮肤。尤其是在夏天，孩子哭闹、皮肤有汗时，更应注意手法的轻重快慢。

（5）给孩子按摩时，要使用油膏或爽身粉等介质，以防按摩时皮肤破损。

　　（6）孩子还处在发育过程中，很多穴位和成人有不小的区别，比如有的穴位名称与成人相同，但位置不同（如攒竹）；有些位置相同而名称不同（如龟尾、总筋）。另外，儿童经络按摩穴位大多集中在孩子的双手上。

　　（7）本书中所说的穴位"寸"数，均为同身寸。儿童同身寸是弯曲孩子的中指，以中指中节侧面两头横纹尖之间的距离作为1寸。

　　（8）在儿童经络按摩过程中，上肢的穴位一般不分男女，但习惯上一般以按摩左手为主。

　　（9）本书中所给定的推拿时间和次数仅适合6个月至8岁的孩子，家长们可根据自己孩子的具体情况酌情加减。另外，每组按摩穴位，可先选择几个用，效果不明显再逐渐增加。

　　（10）儿童经络按摩的顺序是一般是先头面，其次上肢，再次胸腹腰背，最后是下肢。

　　掌握了按摩经络的原则之后，自然还要知道应该如何去"按"，也就是按摩的手法。下面，我们就为大家介绍几种最常用、也是最基本的儿童经络按摩手法：

1. 推法

　　推法又包括直推法、旋推法和分推法。所谓直推法，就是用拇指指腹或食、中指指腹在皮肤上作直线推动；旋推法是用拇指指腹在皮肤上作螺旋状推动；而分推法则是用双手拇指指腹在穴位中点向两侧方向推动。推法在儿童经络按摩中使用最广泛，适用于全身各个部位，具有舒筋活络、消淤散结、调和营卫、理筋活血、缓解软组织痉挛等功效。

2. 拿法

拿法是用大拇指和食、中两指，或用拇指和其余四指相对用力，在一定的部位和穴位上进行节律性的提捏。拿法属于强刺激手法之一，适用于四肢、肩、颈、腋下及四肢各部分，常用于防治项强、关节筋骨酸痛、头痛、牙痛、小腿转筋等症。此法具有泻热开窍、祛风散寒、活血止痛的功用。

3. 揉法

揉法又包括指揉法、鱼际揉法和掌揉法。指揉法是用拇指、中指或食指、中指、无名指指腹或指端轻按在某一穴位或部位上，作轻柔的小幅度环状旋动；鱼际揉法是用手掌的大鱼际部分吸附于一定部位或穴位上，作轻轻的环旋揉动；掌揉法是用掌根部着力，以腕关节连同前臂作小幅度的回旋活动。揉法轻柔和缓，刺激量小，可适用于全身各个部位按摩，有活血化淤、消肿止痛、宽胸理气、运脾消滞之功。

4. 按法

用指尖或指腹或掌根，直接按压在穴位上，施以压力，按而留之，称为按法。运用按法的时候，轻重强弱较易控制，故可适用于全身各个部位，有祛风散寒、化淤止痛、通脉舒络的功效。

5. 捏法

捏法是用拇、食指或拇、食、中三手指捏拿体表的某一部位。捏法常用于背部脊柱，这时候称为捏脊，又因其多适用于治疗小儿积滞之类的疾患，所以又叫捏积。

6. 摩法

用食、中、无名指指腹或手掌掌面附着于一定部位，以腕关节为中心，连同掌、指作节律性的盘旋运动，即为摩法。摩法可以理气和中、舒气和血、消肿退热，并有急摩为泻、缓摩为补的说法。

7. 掐法

用拇指和食指，上下对称地衔取某一部位，用力内收，或用拇指指甲掐取所需部位或穴位，称为掐法。掐法可用于四肢、头面、人中等部位，有舒筋活血、开窍醒神等功效。

8. 拍法

各手指张开，指间和掌指关节微屈曲，后用指面拍打在体表所治部位，即为拍法。此法多用于背部和胸部，有行气通络、滑利关节、疏松肌肉的作用。

总之，每种按摩手法适合作用于不同的部位，具有不同的功效，在给孩子使用的时候一定要注意。

了解五脏补泻之道，按摩方能见成效

按摩有独到和神奇的疗效，可以治愈孩子的很多疾病，但是怎样给孩子按摩，用什么方式按摩才能收到较好的效果呢？这就需要我们了解五脏的补泻之道。

在给大家讲解五脏的补泻之道前，我们先来认识一下儿童五脏的荣损状况，根据不同的状况，才能相应地使用经络的补与泻。

1. 心脏

心主神明，如果孩子经常一惊一乍，心神不安，身体瘦弱，坐着不动就会经常出虚汗，这属于心虚；如果孩子常无缘无故地流眼泪，并容易有原因不明的红肿现象，则属于心热。

2. 肺脏

人体的肺负责着声音和皮毛，如果孩子说话没底气，声音很弱，是肺虚。另外，孩子皮肤缺少润泽也是肺虚的原因。孩子发不出声音或嗓音忽然变得嘶哑，表示肺内有痰。此外，孩子整天无故发痒，那表示肺燥。

3. 脾脏

脾脏负责身体元气，如果孩子气虚，晚上睡觉盗汗，消瘦，那就应该给孩子推脾经。五脏之中，脾和肺是最脆弱的，最容易受伤。如果父母过度溺爱孩子，把好吃的东西过多地强塞给孩子，就容易伤脾；如果照顾疏忽，就容易导致六淫，而六淫最容易侵肺，从而导致孩子感冒、发烧、咳嗽。

4. 肝脏

人体的肝脏负责全身的血气，肝虚的孩子一般表现出来的症状是盗汗和抽筋。

5. 肾脏

肾主骨、齿、耳，这些器官或部位有病，都应该从肾论治。

根据五脏荣损的不同状况，我们就可以施以补泻之法了。一般来说，实证按摩就用泻法，虚证就用补法。除此之外，进行五脏的补泻还必须遵循五脏的生克原则。

中医学上有脾土生肺金、肺金生肾水、肾水生肝木、肝木生心火、心火生脾土之说。在前的是母，在后的是子。五脏的相克是肝木克脾土，脾土克肾水，肾水克心火，心火克肺金，肺金克肝木。克的是强者，被克的就是弱者。

如果是实证采用泻法，虚证采用补法。例如，得了百日咳的孩子，百日咳是由肺虚所致，即属虚证，按摩时就应用补法，也就是要补肺的母亲，脾土生肺金，所以就要补脾。

同理，如果是脾虚，心火生脾土，按摩时就要补心；肾虚，肺金生肾水，按摩时要补肺。如果是心火过旺，属于实证，那么就要用泻法，心火生脾土，所以要泻脾。

有了这个总方针，具体的手法做起来就更简单了，所谓泻就是向手掌方向直推，补就是按顺时针方向旋转推动。

不同体质的孩子有不同的推拿方法

给孩子进行保健按摩须先分清孩子属于何种体质，不同体质的孩子应该采用不同的按摩方法。

1. 虚型

这类孩子易患贫血和呼吸道感染，另外，面部发黄、神疲乏力、不爱活动、汗多、饭量小、大便稀溏都是这类孩子的典型症状。给这类孩子常用的按摩手法是推法，具体方法就是在孩子的 5 个手指面分别按顺时针方向旋转推动，以补其五脏。

2. 湿型

这种类型的孩子通常都特别喜欢吃肥甘厚腻的食物，因此体形大多肥胖、动作迟缓、大便稀溏。所以父母要让他们多食扁豆、海带、白萝卜、鲫鱼、冬瓜、橙子等有健脾祛湿化痰功效的食物。按摩上要用捏法和推法，具体来说就是每天捏脊 5 次，推板门 200 次。

3. 寒型

这类孩子身体和手脚冰凉，面色苍白，不爱活动，吃饭不香，食生冷食物容易腹泻，大便稀溏。父母可在平时给孩子捏脊 5 次，按揉内劳宫 100 次。另外，这类孩子饮食调养的原则是温养胃脾，宜多食辛甘温之品，如羊肉、牛肉、鸡肉、核桃等，忌食寒凉之品，如冰冻饮料、西瓜等。

4. 热型

这类孩子通常身体壮实，面赤唇红，喜欢凉的东西，口渴时常爱喝凉水，烦躁易怒，贪吃，便秘。另外，这类孩子还容易患咽喉炎，外感后易高热。父母在平时可以给孩子推天河水，天河水在孩子前臂内侧正中线，自腕至肘呈一直线。父母可用食、中二指沿那条线从孩子的腕推向肘，每次推200次。这类孩子饮食调养的原则是清热为主，宜多食甘淡寒凉的食物，如苦瓜、西瓜等。

5. 健康型

这类孩子身体壮实，面色红润，精神饱满，吃饭香，大小便正常。饮食调养的原则是平补阴阳，食谱广泛，营养均衡。这样就能使孩子继续保持健康。

按摩经络帮孩子护好"天窗"

刚出生的婴儿头顶有块没有骨质的"天窗",摸上去很柔软,好像是脑袋上的一扇窗户,仔细观察还可发现其随着心脏的跳动而搏动,这个部位就叫囟门。

在古人眼里,囟门是灵魂来回出入的地方,是天眼,其实囟门是观察孩子健康状况的重要窗口。通过观察这个小窗口,就可及早发现多种疾病,从而让宝宝早日得到诊断和治疗。

1. 囟门鼓起

囟门原本是平的,如果突然间鼓了起来,尤其是在宝宝哭闹时,并且用手摸上去有紧绷的感觉,同时伴有发烧、呕吐,甚至出现抽风现象,那么孩子可能是患了各种脑膜炎、脑炎等疾病。

2. 囟门凹陷

如果是6个月以内的孩子,囟门微陷,属于正常现象。2岁以下的孩子,囟门如果还是凹陷的,并且身体瘦弱,精神委靡,则可能是脾胃虚弱,营养不良,气阴不足。妈妈要注意给孩子捏脊和摩腹,因为这可增强脾胃功能。此外,当婴儿呕吐频繁或腹泻时若没有及时补充水分,也可导致囟门凹陷,这种情况下,妈妈要马上为宝宝补充液体。

3. 囟门闭合晚

婴儿的囟门一般在1岁时闭合，最迟在1岁半时也应闭合，否则就属于囟门晚闭。这类孩子经常会出现形体消瘦、精神委靡、食欲不振等，严重的还会出现双目凹陷，四肢冰冷，手足震颤等。

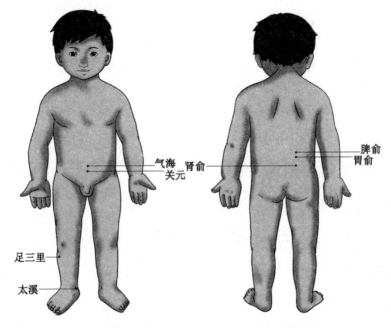

按摩以上穴位可防治小儿囟门闭合过晚

当孩子囟门闭合晚时，妈妈可采用按摩法，从孩子的中脘穴开始缓缓向下揉至气海、关元穴，往返5分钟。双掌相叠轻轻按压孩子腹部，并震颤双手1分钟，然后双掌突然抬起，如此一按一松，反复操作5次。令孩子俯卧，以大拇指指腹按揉背、腰部肌肉，重点按揉脾俞、胃俞、肾俞穴，反复操作2分钟。按揉足三里、太溪穴各1分钟。

此外，妈妈要经常带孩子到室外走走，晒晒太阳，呼吸点新鲜空气，以防孩子囟门关闭过晚。

按摩是祛除体内寒气最有效的方法

按摩是中医养生中常用的养生健身方法之一，是历代养生学家在长期的实践中不断创新和发展的结果。按摩具有多种养生保健功能，因此中医把它作为祛除体内寒气的常用方法。那么，按摩是如何祛除体内寒气的呢？

1. 按摩能够疏通经络

按摩不是随便在人体的某个部位推拿一下就可以发挥作用，而是具有一定的规律性。它是循经取穴，通过按摩对穴位进行刺激，而穴位是经络与体表连接的特殊部位，人们可以通过刺激穴位，来调节经络。按摩的原理就是通过穴位刺激来疏通经络，有增强经络气血运行、反映病症、调整虚实、传导感应等功能。经络疏通了，气血运行好，人的抵抗力就会增强，寒气就容易祛除。

2. 按摩可以调节人体神经系统

神经系统协调着身体的各项生理活动，如果神经系统出现异常，就会影响人体内某些器官正常功能的发挥，人体就会发生病变，比如精神不好的人，往往会食欲不振，这说明胃肠的消化功能受到了影响。通过按摩调节神经系统的方法主要有以下几种：

（1）平肝阳。针对肝阳上亢者，通过按摩来促进周围血管的扩张，降低血压，从而缓解患者头痛、头晕等症状。

（2）移痛法。针对某一部位出现疼痛的患者，用按摩创造一个新的兴奋点，使原来的疼痛得到缓解或消失。

（3）解表。针对由于发生汗闭而出现体温升高、头痛、浑身乏力等症状的患者，通过按摩来促进患者全身发汗，从而有效缓解症状。

3. 按摩可以增强体质，有效祛除寒气

按摩能够促进人体新陈代谢，加速血液循环，增强白细胞吞噬细胞的能力，因此，按摩可以有效提高人体免疫力。

4. 按摩可活动关节

人们可以通过按摩来增强关节的活动度，从而有效治疗关节病。

通过以上作用原理，按摩即可有效祛除人体内的寒气，因此对于体内寒气重的孩子，父母最好采用按摩的方法。

父母要正确使用经穴疗法

使用经络穴位，是项技术活，也可以说是把双刃剑，找对了地方，手法适当，可以益寿延年；如果一窍不通或者一知半解胡乱摆弄，往往会弄巧成拙。所以进行经穴疗法时应注意以下事项。

1. 如何找准穴位

找穴位最重要的，就是找对地方。在这里，我们介绍一些大家都能够使用的最简单的找穴道的诀窍。

（1）找反应。身体有异常，穴位上便会出现各种反应。这些反映包括：

压痛，用手一压，会有痛感。

硬结，用手指触摸，有硬结。

感觉敏感，稍微一刺激，皮肤便会很痒。

色素沉淀，出现黑痣、斑点。

温度变化，和周围皮肤有温度差，比如发凉或者发烫。

在找穴位之前，先压压、捏捏皮肤看看，如果有以上反应，那就说明找对地方了。

（2）记分寸。大拇指的指节宽度是一寸，把四指并拢，从指尖数的宽度就是三寸。比如，"足三里"这个穴位，找的时候只要从外膝眼处往下横四指，然后再往外一横拇指就找到了。

2. 学会利用身边的器物

把五六支牙签用橡皮条绑好，以尖端部分连续扎刺等方式刺激穴道；刺激过强时，则用圆头部分。此法可达到和针灸疗法相同的效果。

不喜欢针灸的朋友，可以用吹风机的暖风对准穴道吹，借以刺激穴道。这是温灸的一种。

以手指作按压的时候，若想省劲一些，可以用圆珠笔代替。方法是用圆珠笔头压住穴道，此法压住穴道部分的面积广，刺激较缓和。

此外，须注意的是，刺激穴位要在呼气时。呼气时刺激经络和穴位，传导效果更快更佳。

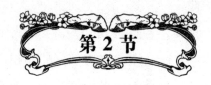

第2节

督脉是监督孩子健康的升阳大脉

长强可帮孩子消除便秘的烦恼

长强：长，长久的意思；强，强盛的意思。"长强"是指胞宫中的高温高压水湿之气由此穴位外输体表。本穴为督脉之穴，其气血物质来自胞宫，温压较高，向外输出时既强劲又饱满，并且源源不断，所以名"长强"。此穴属督脉穴，位于尾骨下，当尾骨端与肛门连线的中点处。

中医认为，按摩长强穴，能够促进直肠的收缩，使大便畅通，还能治疗便秘，并且能迅速止腹泻。如果长期坚持按摩此穴位，可以通任督、调肠腑，对肠炎、腹泻、痔疮、便血、脱肛等疾患，都有很好的治疗效果。除此之外，按摩长强，还对精神分裂、癫痫、腰神经痛等病症，有不错的调理和改善作用。

长时间坐在教室里学习的孩子大多缺乏运动，这使得他们很容易患上便秘的毛病。怎么办呢？任由便秘折磨孩子吗？当然不是，此时父母可以根据中医穴位治疗原理，适当帮助孩子按摩长强穴。按摩方法如下：

（1）先让孩子俯卧，父（母）将手放在孩子臀后尾骨端与肛门连线的中点处，接着用中指用力揉按穴位，此时便秘的孩子会感到酸胀，同时还会觉得酸胀感向体内和四周扩散。

（2）为了彻底帮孩子解决便秘的烦恼，父（母）最好长期帮孩子按摩此穴位，每天早晚各一次，每次二三分钟即可。

命门让孩子不再尿床

命门：命，人的根本；门，出入的门户。本穴因其位处腰背的正中部位，内连脊骨，在人体重力场中为位置低下之处，脊骨内的高温高压阴性水液由此外输体表督脉，本穴外输的阴性水液有维系督脉气血流行不息的作用，为人体的生命之本，所以叫做命门。命门属督脉穴，位于人体腰部，当后正中线上，第二腰椎棘突下凹陷处，用指压时有强烈的压痛感。

中医认为，按摩命门穴对于肾气不足、精力衰退的人来说，有固本培元的作用，对治疗腰痛、腰扭伤、坐骨神经痛也有着显著的效果。经常按摩此穴可以治疗阳痿、遗精、月经不调、头痛、耳鸣、四肢冷等疾患。除此之外，按摩命门穴还可以治疗小儿遗尿。

所以，如果你的孩子也有尿床现象的话，不妨适当为其按摩命门穴，按摩方法如下：

（1）先让孩子背坐或俯卧，双手下垂。

（2）父（母）用手中指的指腹按住穴位。

（3）父（母）双手中指同时用力揉按孩子的命门穴，直到孩子感觉酸胀为止。

（4）父（母）左右手中指轮流为孩子按摩此穴位，先左后右，每次按摩三四分钟即可。

身柱帮助孩子止咳定喘

身柱：身，身体也；柱，支柱也。该穴名意指督脉气血在此吸热后化为强劲饱满之状。本穴物质为神道穴传来的阳气，至本穴后，此气因受体内外传之热而进一步胀散，胀散之气充斥穴内并快速循督脉传送使督脉的经脉通道充胀，如皮球充气而坚可受重负一般，所以叫做身柱。该穴位属督脉道，位于人体后背部，当后正中线上，第三胸椎棘突下凹陷处。

中医认为，经常按摩身柱穴，对气喘、感冒、咳嗽、肺

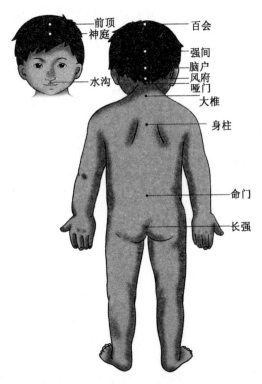

小儿督脉上的主要穴位

结核，以及由于咳嗽而导致的肩背疼痛等疾患，具有特殊的疗效，还能够有效治疗虚劳喘咳、支气管炎、肺炎、百日咳等。除此之外，长期按压该穴位，对脊背强痛、小儿抽搐、癔症、热病、中风不语等病症，有良好的调理和保健作用。

现实生活中，孩子的脏腑娇嫩，功能还没有健全，特别是肺和脾

脏的机能较弱，所以很容易患上感冒、发热、咳嗽、哮喘等疾病。此时，帮孩子按摩身柱穴就具有很好的防治作用。按摩方法如下：

（1）让孩子背坐或俯卧，双手下垂，父（母）把手放到患儿身柱穴上。

（2）父（母）用中指的指尖揉按孩子的身柱穴，直到孩子感觉刺痛为止。

（3）为了更好的帮孩子止咳定喘，父（母）可以长期坚持为孩子按摩此穴位，先左手后右手，每次各揉按三四分钟即可。

小儿感冒发烧找大椎

大椎：大指高大，椎指脊椎骨。"大椎"的意思是指手足三阳的阳热之气由此处汇入本穴，并与督脉的阳气上行头颈。本穴物质一为督脉陶道穴传来的充足阳气，二为手足三阳经外散于背部阳面的阳气，穴内的阳气充足满盛，如椎一样坚实，所以叫做"大椎"，也叫做"百劳穴"、"上杼穴"。"百劳"是指穴内气血为人体各条阳经上行气血汇聚而成。"上杼"是指穴内气血为坚实饱满之状。该穴位于人体背部正中线上，第七颈椎棘突下凹陷中。

中医认为，按摩大椎穴，有解表通阳、清脑宁神的作用，还能够治疗感冒发烧、肩背痛、头痛、咳嗽、气喘、中暑、支气管炎、湿疹、血液病等疾病。

平时若发现孩子发烧了，父（母）可以适当帮孩子按摩大椎穴，这样能够令孩子很快退烧。按摩方法如下：

（1）先让孩子背坐或俯卧，父（母）把手放在患儿背后正中线，第七颈椎棘突下凹陷中，即大椎穴位。

（2）大拇指的指尖向下，用指腹或指尖揉按穴位，直到孩子感觉酸胀为止。

（3）先左手后右手，每次各揉按二三分钟。

（4）帮孩子按摩此穴位时，父（母）也可以准备一块刮痧板，用来刮擦穴位，效果会更好。

哑门让儿童声音不再沙哑

哑门：哑，发不出声，这里指阳气在此开始衰败；门，出入的门户。该穴名意思是指督阳气在此散热冷缩。该穴位物质为大椎穴传来的阳热之气，至该穴后因其热散而收引，阳气的散热收引太过则使人不能发声，所以叫做哑门。哑门也就是失语的意思。哑门穴又叫做"舌厌穴"、"横舌穴"、"舌黄穴"、"舌肿穴"。该穴位于项部，当后发际正中直上 0.35 寸，第一颈椎下。

中医认为，按摩这个穴位，能够有效治疗舌缓不语、音哑、头重、头痛、颈项强急、癫狂、痫症、瘾症、衄血、重舌、呕吐等疾病。若长期坚持，对失眠、精神烦躁、鼻出血、瘫痪也有显著疗效。配合按摩关冲穴，可以通阳开窍，治疗舌强不语。

孩子不知道如何保护自己的嗓子，所以偶尔会出现声音沙哑的情况。此时，父母只要帮孩子按摩一下哑门穴，就能够使其症状得到缓解。不过，这个穴位很特殊，假如按摩或者针灸的方法不对，不但治不了病，反而可能会引起失声等后遗症。所以，父母在给孩子按摩这个穴位的时候，一定要慎重。按摩方法如下：

（1）先让孩子背坐着，父（母）把手伸到孩子后脑处，手掌心向头，扶住后脑勺，四指的指尖向头顶，大拇指的指腹所在的部位就是哑门穴。

（2）此时，父（母）的大拇指指尖向下，用指腹或者指尖按揉穴位，直到孩子感觉酸胀为止。

（3）先左手后右手，分别给孩子按摩，每次按摩三四分钟即可。

脑户让孩子的头痛立刻减轻

脑户：脑，大脑；户，出入的门户。该穴名意指督脉气血在此变为天之下部的水湿云气。本穴物质为风府穴传来的水湿风气以及膀胱经外散而至的水汽，至本穴后，二气相合而变为天之下部的水湿云气，此气能随人体所受风寒而冷降归地并入于脑，所以叫做脑户。脑户穴也叫做"会额穴"、"会颅穴"、"合颅穴"、"迎风穴"、"仰风穴"、"匝风穴"。该穴位属督脉足太阳之会，位于人体头部，风府穴上1.1寸，枕外隆凸的上缘凹陷处。

中医认为，按摩这个穴位，不仅可以治疗头晕、项强、失音、癫痫，而且对头重、头痛、面赤、目黄、眩晕、面痛、音哑、项强、癫狂病症、瘿瘤等疾病有不错的治疗效果。

若孩子有头痛症状，父母适当为孩子按摩脑户穴，可以适当减轻其头痛症状。按摩方法如下：

（1）先让孩子背坐，父（母）两手放在患儿后脑处，手掌心向头，扶住后脑勺，四指的指尖向头顶，大拇指的指腹所在的部位就是脑户穴。

（2）接着，父（母）的大拇指指尖相互叠加向下，用指腹或指尖按揉穴位，直到孩子感觉酸痛为止。

（3）分别用两手为孩子轮流按摩此穴位，先左后右，每次按摩三四分钟即可。

按摩风府，孩子感冒头疼不再需要打针吃药

　　风府：风，穴内气血为风气；府，府宅的意思。"风府"是指督脉之气在此吸湿化风。本穴物质为哑门穴传来的天部阳气，至本穴后，此气散热吸湿，并化为天部横行的风气。本穴为天部风气的重要生发之源，所以名"风府"，也称"舌本穴"、"鬼穴"。该穴位属督脉穴，位于人体的后颈部，当后发际正中直上0.7寸，枕外隆凸直下，两侧斜方肌之间凹陷处。

　　中医认为，按摩这个穴位，不仅可以治疗头痛、眩晕、暴瘖不语、咽喉肿痛、感冒、发烧，而且对癫狂、痫症、癔症、中风不语、悲恐惊悸、半身不遂、眩晕、颈项强痛、目痛、鼻出血，都具有显著疗效。

　　所以，现实生活中，如果孩子不小心患上了风寒感冒、头痛时，父母可以适当为其按摩风府穴。按摩方法如下：

　　（1）先让孩子背坐或俯卧，父（母）两只手伸到孩子颈后，放在孩子后脑处。

　　（2）父（母）手掌心向头，扶住孩子的后脑勺，左手在下，四指的指尖向头顶，大拇指的指尖向下按住穴位，右手在左手上，右手大拇指的指腹按在左手大拇指的指甲上。

　　（3）父（母）双手的大拇指从下往上用力揉按，直到孩子感觉到酸痛为止。

　　（4）父（母）用左右两手的大拇指轮流为孩子按摩此穴，先左后右，每次揉按二三分钟即可。

强间让孩子睡好心情好

强间：经穴名，出自《针灸甲乙经》。强，强盛的意思；间，二者之中的意思。"强间"的意思是指督脉气血在此吸热后，化为强劲的上行阳气。本穴物质为脑户穴传来的水湿风气，到达本穴后，因受颅脑的外散之热，水湿之气吸热化为天部强劲的阳气，并循督脉上行，所以叫做"强间"。强间别名大羽穴，"大羽"的意思是指本穴上传的阳气中夹带有一定的水湿。该穴位属督脉，位于头部，当后发际正中直上3寸，即脑户穴上1.1寸处。

中医认为，坚持长期按压这个穴位，不仅可以治疗头痛、目眩、颈项强痛、癫狂痫症、烦心、失眠等疾患，而且对于治疗脑膜炎、神经性头痛、血管性头痛、癔症等，有显著效果。

现实生活中，小孩子失眠也是常有的事。面对这种情况，父母应该根据穴位治疗原理，帮助孩子按摩强间穴，按摩方法如下：

（1）先让孩子背坐或者俯卧，父母双手伸过患儿颈项，放在后脑处，手掌心向着头部，扶住后脑勺，四指的指尖并拢并向着头顶，此时，中指的指尖所在的部位就是强间穴。

（2）父母用中指和食指的指腹帮孩子按揉此穴位，直到孩子感觉酸胀为止。

（3）为了达到效果，父母每次给孩子按摩此穴的时间应该掌握在三分钟左右。

孩子忧郁烦躁失眠点百会

百会：百，数量词，多的意思；会，交会。"百会"指手足三阳经及督脉的阳气在此交会。本穴在人的头顶，在人的最高处，因此，人体各经上传阳气都交会于此，所以名"百会"。百会穴也叫做"顶中央穴"、"三阳五会穴"、"天满穴"、"天蒲穴"、"三阳穴"、"五会穴"、"巅上穴"。该穴属于督脉穴，位于人体头部，在头顶正中线与两耳尖端连线的交点处。

中医认为，按摩百会穴，不仅可以开窍宁神，治疗失眠、神经衰弱，而且可以平肝息风，治疗头痛、眩晕、休克、高血压、中风失语、脑贫血、鼻孔闭塞等疾病。

如果你的孩子长期感到忧郁不安、情绪不佳，还时常头昏、脑胀、胸闷、失眠，身为父母的你就应该根据穴位治疗原理帮助孩子按摩百会穴。按摩方法如下：

（1）先让孩子背对自己坐着，父母举起双手，张开虎口，大拇指的指尖碰触患儿耳尖，手掌心向头，四指朝上。

（2）父母双手的中指在孩子头顶正中相碰触。

（3）父母将左手的中指按压在穴位上，右手的中指按在左手中指的指甲上，双手的中指交叠，同时向下用力揉按穴位，直到孩子感觉酸胀为止。

（4）为了加强效果，父母每次给孩子按摩此穴位时时间都应保持在二三分钟左右。

小儿急惊风找前顶

前顶：经穴名，出自《针灸甲乙经》。前，前部的意思；顶，顶撞。"前顶"的意思是指前面督脉的上行之气在此被顶撞而不能上行。本穴物质来自于百会穴传来的天部阳气和囟会穴传来的天部水湿之气。百会穴传来的阳气至本穴时散热冷缩，囟会穴的水湿之气上行至本穴时则吸热蒸升，二气在本穴相会后，降行的气血顶住了上行的气血，所以叫做"前顶"。该穴属督脉，位于人体的头部，当前发际正中直上2.6寸，即百会穴前1.1寸处。

中医认为，长期按摩前顶穴，不仅可以治疗癫痫、头晕、头顶痛、目赤肿痛、小儿惊风等疾病，还可以治疗高血压、鼻炎、中风后引起的偏瘫等疾病。除此之外，配合按摩攒竹穴、人中穴，还有熄风镇静、清热宁神的作用，能够治疗小儿急惊风。

所以，当你发现自己的孩子患上小儿急惊风时，就可以适当为其按摩前顶穴。按摩方法如下：

（1）先让孩子正坐，双手下垂，头微向前倾，父（母）双手举过患儿头，手掌心朝下，手掌放松，自然弯曲，手指尖下垂，大致成瓢状，此时，父（母）中指指尖触碰的部位就是前顶穴。

（2）父（母）把左手的中指按压在穴位上，把右手的中指按压在左手中指的指甲骨纹，双手中指交叠，并同时向下用力按揉穴位，直到孩子有酸胀感为止。

（3）父（母）两只手轮流为孩子按摩此穴位，先左后右，每次按摩二三分钟即可。

神庭让孩子远离鼻炎烦恼

神庭：神，天部之气；庭，庭院，聚散之所。该穴名意指督脉的上行之气在此聚集。本穴物质为来自胃经的热散之气及膀胱经的外散水湿，在本穴为聚集之状，本穴如同督脉天部气血的会聚之地，所以叫做神庭，也叫做天庭穴。该穴属督脉穴，位于人体头部，当前发际正中直上 0.35 寸处。

中医认为，按摩神庭穴，不仅可以治疗头晕、呕吐、眼昏花等症状，还能够治疗鼻流清涕、急性鼻炎、泪腺炎、癫痫等病症。

所以，如果你的孩子一不小心患上急性鼻炎，身为父母，你一定要适当为其按摩神庭穴，从而为其缓解症状，并最终远离鼻炎烦恼。按摩方法具体如下：

（1）先让孩子正坐或仰卧，父（母）双手举过患儿头，手掌心朝下，手掌放松，自然弯曲，手指尖下垂，大致成瓢状，中指指尖触碰的部位即为神庭穴。

（2）父母左右手的中指指尖垂直，相并放在孩子的神庭穴上，并用指甲或指背轻触。

（3）父母用双手中指的指尖揉按该穴位，也可以用指甲尖掐按该穴位。

（4）每次按摩的时间掌握在四分钟左右即可。

孩子紧急救命就靠水沟

水沟：水，指穴内物质为地部经水；沟，水液的渠道。"水沟"的意思是指督脉的冷降水液在此循地部沟渠下行。本穴物质为素髎穴传来的地部经水，在本穴的运行为循督脉下行，本穴的微观形态如同地部的小沟渠，所以叫做"水沟"。水沟也叫做人中，人中指本穴位在头面天地人三部中的人部，即鼻唇沟中部。该穴属督脉穴，位于人体上唇上中部，人中沟的上1/3与中1/3的交点，用指压时有强烈的压痛感。

中医认为，按摩水沟穴，不仅可以开窍清热、宁神志、利腰脊，治疗休克、昏迷、中暑、颜面水肿、晕车、晕船、失神、急性腰扭伤等疾病，而且对口臭、口眼部肌肉痉挛等疾病，有良好的治疗效果。除此之外，按摩此穴位还可以治疗癫狂、小儿惊风、中风昏迷、牙关紧闭、口眼歪斜、癔症、精神分裂症等。

所以，只要你的孩子出现上述症状之一，你可以适当为其按摩水沟穴。具体的按摩方法如下：

（1）先让孩子正坐或仰卧，双手下垂，父（母）伸手放孩子的面部，五指朝上，手掌心向内，食指弯曲放在鼻沟中上部，此部位就是水沟穴。

（2）父（母）食指弯曲，用指尖按摩该穴位，直到孩子感觉到刺痛为止。

（3）父（母）用两只手为孩子按摩此穴，先左后右，每次各按摩一两分钟即可，要是情况紧急，可用指甲掐按一两分钟。

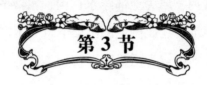

第 3 节

任脉掌管孩子肠胃健康

阴交让孩子腹泻终止

阴交：阴，阴水之类；交，交会的意思。"阴交"的意思是指任脉冲脉的上行水气在此交会。本穴物质中有气海穴传来的热胀之气，有冲脉夹肾经而行的水湿之气外散传至本穴，二气交会后，形成本穴的天部湿冷水气，所以叫做"阴交"，也叫做"少关穴"、"横户穴"、"少目穴"、"丹田穴"、"小关穴"。该穴属任脉穴，位于人体的下腹部，前正中线上，当脐中下0.7寸。

中医认为，按摩这个穴位，不仅可以调经固带、利水消肿，还可以治疗腹痛、绕脐冷痛、腹满水肿、泄泻、疝气、阴痒、小便不利、小儿陷囟、腰膝拘挛等疾病。此外，长期按摩此穴位，对鼻出血、肠炎、肠鸣等，有良好的治疗效果。

所以，当你的孩子遇到腹泻不止的情况时，你可以轻轻为其按摩阴交穴，这样可以帮其减轻腹泻的症状，并使其迅速恢复健康。具体的按摩方法如下：

（1）先让孩子仰卧，父（母）把左手四指并拢，手掌心朝内，手指尖朝下，四指放在孩子的小腹上，大拇指放在孩子神阙穴下方的部位，也就是阴交穴。

（2）父（母）把双手的大拇指叠加，轻轻按摩孩子的阴交穴，直到孩子感觉酸胀为止。

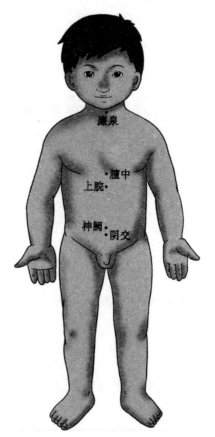

小儿任脉上的主要穴位

（3）每天早晚各为孩子按摩一次，每次按摩二三分钟即可。

神阙让肠炎腹痛不再干扰孩子的生活

神阙：神，尊、上、长，指父母或先天；阙，牌坊。该穴名意指先天或前人留下的标记。神阙穴是人体任脉上的重要穴位之一，是长寿大穴，位于人体的腹中部，肚脐中央。神阙与人体的生命活动密切相关。母体中的胎儿是靠胎盘呼吸的，属于先天真息状态；婴儿脱体后，脐带被切断，先天呼吸终止，后天肺呼吸开始，而脐带、胎盘紧连在脐中，没有神阙穴，生命就不复存在。

中医认为，经常按摩神阙穴，可以使人体真气充盈、精神饱满、体力充肺、腰肌强壮、面色红润、耳聪目明、轻身延年，并对腹痛肠鸣、水肿膨胀、泻痢脱肛、中风脱症等有独特的疗效。此外，如果配合按摩石门穴、关元穴，有温补肾阳、温阳利水、通经行气的作用，可以治疗大腹水肿、小便不利、久泄不止、肠鸣腹痛等疾病。

所以，当你的孩子患上肠炎腹痛时，你可以适当为其按摩神阙，具体的按摩方法如下：

（1）先让孩子正坐或仰卧，父（母）双手轻搓患儿直到微热，用左手手掌的掌心对准肚脐，覆盖在肚脐上，右手手掌的掌心向下，覆盖在左手的掌背。

（2）父（母）双手的手掌同时用力按摩孩子的神阙穴，直到孩子感觉酸痛为止。

（3）每天早晚各为孩子按摩一次该穴位，每次按摩二三分钟即可。

上脘是增加孩子胃动力的好帮手

上脘：经穴名，出自《针灸甲乙经》。上，上部；脘，空腔。该穴名意指胸腹上部的地部经水在此聚集。本穴物质为胸腹上部下行而至的地部经水，聚集本穴后再循任脉下行，经水由此进入任脉的巨空腔，所以叫做上脘。该穴位别名胃脘，属任脉，是任脉、足阳明、手太阳之交会，位于人体上腹部，前正中线上，当脐中上3.5寸。

中医认为，按摩上脘穴，不仅有和胃降逆、化痰宁神的作用，而且对反胃、呕吐、食不化、胃痛、纳呆、腹胀、腹痛、胃炎、胃扩张、肠炎等具有很好的治疗效果。

所以，如果你希望增强孩子的胃动力，就可以适当为其按摩此穴位。具体的按摩方法如下：

（1）先让孩子仰卧，父母双手伸向患儿胸前，手掌放松，大致成瓢状，手掌心向下，中指的指尖所在的部位也就是上脘穴。

（2）父母双手的中指同时用力按揉该穴位，直到孩子感觉刺痛为止。

（3）每天早晚给孩子按摩一次，每次按摩二三分钟即可。

膻中是治疗儿童呼吸道系统疾病首选穴

膻中：膻，羊臊气或羊腹内的膏脂，此指穴内气血为吸热后的热燥之气；中，与外相对，指穴内。膻中名意指任脉之气在此吸热胀散。本穴物质为中庭穴传来的天部水湿之气，至本穴后进一步吸热胀散而变化热燥之气，如羊肉带有辛臊气味一般，所以叫做膻中。该穴位属任脉的穴道，在人体的胸部，人体正中线上，两乳头之间连线的中点。

中医认为，按摩这个穴位，有调气降逆、宽胸利膈的作用，能够治疗支气管哮喘、支气管炎、咳嗽、气喘、咯唾脓血、胸痹心痛、心悸、心烦等疾病。此外，如果配合按摩内关穴、三阴交穴、巨阙穴、心平穴、足三里穴，还可以治疗冠心病、急性心肌梗死等疾病。

所以，如果你的孩子呼吸系统出现问题，比如患上支气管哮喘、支气管炎等，就可以适当为其按摩膻中穴。具体的按摩方法如下：

（1）先让孩子仰卧，父（母）双手伸向胸前，手掌放松，大致成瓢状，手掌心向下，中指的指尖放在孩子双乳的中点位置，也就是膻中穴。

（2）父（母）双手的中指同时用力按摩此穴位，直到孩子感觉刺痛为止。

（3）父（母）左右两手的中指轮流为孩子按摩此穴位，先左后右，每次按摩二三分钟即可。

廉泉让孩子舌头听使唤

廉泉：经穴名，出自《灵枢·刺节真邪》。廉，廉洁、收廉的意思；泉，水的意思。"廉泉"的意思是指任脉气血在此冷缩而降。本穴物质为天突穴传来的湿热水汽，至本穴后散热冷缩，由天之上部降至天之下部，本穴如同天部水湿的收廉之处，所以叫做"廉泉"。廉泉别名本池、舌本，属任脉穴，位于人体的颈部，当前正中线上，结喉上方，舌骨上缘凹陷处。

中医认为，按摩这个穴位，不仅可以治疗舌下肿痛、舌根急缩、舌纵涎出、舌强、中风失语、舌干口燥、口舌生疮、暴暗、喉痹、聋哑、咳嗽、哮喘、消渴、食不下等疾患，而且对言语不清、口腔炎等症状，都有很好的治疗效果。

所以，如果你的孩子因为受了风寒或者中风，而导致舌头不能转动、不能说话、大舌头等，你就可以适当为其按摩廉泉穴，能起到一定的缓解作用。具体的按摩方法如下：

（1）先让孩子正坐或者仰卧，父（母）伸出手，手掌心向里，手指尖向上，大拇指弯曲，用手指尖按揉下巴上穴位，这个部位也就是廉泉穴。

（2）父（母）大拇指弯曲，用指尖从上往下按揉孩子的廉泉穴，直到孩子感觉酸麻为止。

（3）父（母）交替用左右手的大拇指帮孩子按摩此穴位，每次按摩二三分钟即可。

第4节

手太阴肺经调治孩子呼吸

中府让孩子肺腑通畅

中府：中，指中焦；府，是聚集的意思。手太阴肺经之脉起于中焦，此穴为中气所聚，又为肺之募穴，藏气结聚之处。肺、脾、胃合气于此穴，所以名为中府。又因位于膺部，为气所过的俞穴，所以又称"膺俞"。该穴属于手肺经脉的穴道。

中医认为，中府穴在针灸经络上是肺与脾脏经络交会的穴道，所以可以泄除胸中及体内的烦热。此外，按摩此穴对于小儿感冒引起的小儿病毒性心肌炎、小儿肺炎、咳嗽、胸肺胀满、胸痛、肩背痛等病症，也具有很好的治疗效果。

所以，如果你的孩子长期郁闷不乐、心情烦躁、胸闷气短的话，你可以适当为其按摩中府穴，这样有助于让孩子的肺腑更顺畅。具体的按摩方法如下：

（1）先让孩子正坐或仰卧。

（2）父（母）以右手食、中、无名三指并拢，用指腹按压左胸窝上，锁骨外端下，直到孩子感到酸痛闷胀的位置，即中府穴。

（3）父（母）给孩子用指腹向外顺时针按摩二三分钟。

（4）再用左手以同样的方式，逆时针为孩子按摩右胸中府穴。

尺泽是孩子腹痛发热的首选穴

尺泽：经穴名，出自《灵枢·本输》。尺，长度的单位；泽，指水之聚处。在"考骨度法"中，有从腕至肘定为一尺者，穴当肘窝深处，为肺经合穴，属水，扬上善指出水井泉，流注行已，便于入海，所以叫做"尺泽"。该穴又叫做鬼受、鬼堂，属手太阴肺经，位于手臂肘部肘横纹中，肱二头肌腱桡侧凹陷处。

中医认为，按摩此穴对无名腹痛、小儿咳嗽、气喘、肺炎发热、支气管炎、咽喉肿痛有一定疗效。

所以，如果你的孩子有腹痛发热现象时，不妨为其适当按摩尺泽穴，这样有助于缓解其症状。具体的按摩方法如下：

（1）先让孩子伸臂向前，仰掌，掌心朝上，微微弯曲约35度。

（2）父（母）用一只手，手掌由下而上轻托患儿肘部。

（3）父（母）弯曲大拇指，以指腹按压尺泽穴，直到孩子感觉酸痛为止。

（4）父（母）左右两手交替为孩子按摩此穴，每次按摩二三分钟即可。

孔最让孩子坐得住，不生痔

孔最：经穴名，出自《针灸甲乙
经》。孔，孔隙的意思；最，多的意思。
此处穴位是肺经之穴。从四季时序上讲，
肺与秋对应，性燥，肺经所过之处其土
（肌肉）亦燥（肺经之地为西方之地），
从尺泽穴流来的地部经水大部分渗透漏
入脾土之中，脾土在承运地部的经水时
就像过筛一般，所以此处穴位名叫"孔
最穴"。它是肺脏气血聚集的地方，所
以能够开窍通淤，是调理孔窍疾病最有
用的穴位。该穴位属手太阴肺经经脉上
的穴道，在尺泽穴下约 3.5 寸处。手臂
前伸手掌向上，从肘横纹（尺泽穴）直
对腕横纹脉搏跳动处（太渊穴）下行
3.5 寸处。

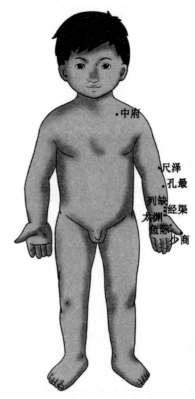

小儿肺经上的主要穴位

中医认为，按摩孔最穴不仅可以治疗小儿大肠炎及痔疮，而且对
于小孩子身体热病、头痛、吐血、肺结核、手指关节炎、小儿咳嗽、
嘶哑失声、咽喉痛等病症都有很好的调理保健作用。

所以，如果你的孩子患上了痔疮，你就可以适当为其按摩孔最
穴，这样可以为其调降肺气，清热止血，调理痔疮。具体的按摩方法

如下：

（1）先让孩子伸臂向前，仰掌向上，以另一只手握住手臂中段处。

（2）父（母）用拇指指甲垂直下压揉按，孩子就会有强烈的酸痛感。

（3）因为孩子左右两臂各有一个孔最穴，所以父（母）应该先左后右，每次各为孩子按摩二三分钟。

"列缺"霹雳，止住孩子头痛

列缺：经穴名，出自《灵枢·经脉》。列，是指"分解"；缺，就是"器破"的意思。列缺，指的是"天闪"，我国古代称闪电，就是天上的裂缝（天门）为列缺。肺脏位于胸中，居五脏六腑之上，象征"天"。手太阴肺经从这处穴位分支，而别通手阳明大肠经脉，脉气由此别裂而去，像是天庭的裂缝。列缺穴属于手太阴肺经，又叫做"童玄"。此穴位是八脉交会穴之一，位于桡骨茎突的上方，腕横纹上1.1寸处，即左右两手虎口相互交叉时，当一手的食指压在另一手腕后桡骨茎突上之小凹窝处，约距腕关节1.1寸处。

中医认为，按摩该穴位主治小儿头部、颈项各种疾病，对任何热病均具有良好的退热效果。另外，可以调理孩子的食道痉挛。父母经常给孩子掐按此穴，对于孩子三叉神经痛、颜面神经麻痹、桡骨部肌炎、小儿咳嗽、哮喘、鼻炎、齿痛、脑贫血等疾病，有很好的保健调理的效果。

所以，如果你的孩子喊着头痛时，你可以适当为其按摩列缺穴，相信会有立竿见影的效果。具体的按摩方法如下：

（1）父（母）和孩子的双手拇指张开，两手的虎口接合成交叉形。

（2）父（母）的食指压在孩子手的桡骨茎状突起的上部，食指尖到达的地方。

（3）父（母）用食指的指腹揉按，或者用食指的指甲尖掐按，直到孩子感觉到酸痛或酥麻。

（4）先左手后右手，每次各为孩子按摩二三分钟。

孩子牙痛按摩经渠

　　经渠：经，经过、路径的意思；渠，指水流的道路。经渠穴的意思是"肺经的经水流过的渠道"。因为它位于列缺穴的下面，列缺穴外溢的水在此处回流肺经，所以叫做"经渠穴"。该穴属手太阴肺经穴，位于前臂掌侧，腕横纹上0.7寸，桡动脉外侧处，正当桡侧腕屈肌腱外侧。

　　中医认为，父母经常按摩患儿这个穴位，对咳嗽、喉痹、咽喉肿痛，具有良好的治疗效果。此外，按摩该穴位对胸痛、手腕痛也有一定的治疗效果。

　　所以，当孩子胸痛、手腕痛时，你适当为其按摩经渠穴，可以起到一定的缓解作用。具体的按摩方法如下：

　　（1）先让孩子伸出一手，掌心向上，父（母）用一只手给此手把脉。

　　（2）父（母）中指指腹按压经渠所在之处，稍微用力，会使孩子有轻微的酸胀感。

　　（3）父（母）用中指指腹轻轻按摩孩子左右两穴，每次各按二三分钟即可。

气血不足，太渊相助

太渊：太，大并达到极致的意思；渊，深涧、深洞的意思，此处是指穴位的形态。这个穴位的名称来自于从类似的角度描述穴位在微观下的形态特征，指肺经水液在这个地方散化成为凉性水湿。因为此处穴位在手内横纹的凹陷处，经水的流向是从地之天部流向地之地部的，就如同经水从山的顶峰流进地面深渊的底部，所以叫做太渊穴。太渊又叫做太泉，为的是避唐高祖的名讳。该穴位属于手肺经经脉上的穴道。手掌心朝上，腕横纹的桡侧，大拇指立起时，有大筋竖起，筋内侧凹陷处就是这处穴位。

中医认为，该穴位能够治疗气血不足、无脉症，且对流行性感冒、咳嗽、支气管炎、气喘、胸痛、咽喉肿痛等具有良好的疗效。此外，如果父母长期为患有失眠、腕关节及周围软组织疾病、肋间神经痛等病症的孩子按摩此穴位，可以起到很好的治疗效果。

所以，如你的孩子气血不足的话，你适当为其按摩太渊穴，可以起到很好的改善效果。具体的按摩方法如下：

（1）先让孩子正坐着，手臂前伸，手掌心朝上，太渊穴就位于孩子的手腕横纹上，拇指的根部。

（2）父（母）的手掌轻轻握住孩子的手，大拇指弯曲，用大拇指的指腹和指甲尖垂直方向轻轻掐按孩子的太渊穴，直到孩子有酸胀的感觉为止。

（3）分别为孩子按摩左右两手的太渊穴，每次按摩二三分钟即可。

孩子失声按摩鱼际

鱼际：经穴名，出自《灵枢·本输》。鱼，比喻水中之物，阴中之阳；际，际会、会聚的意思。因为鱼际穴位于大拇指后内侧，在隆起犹如鱼形的肌肉边际的凹陷处，所以叫做"鱼际穴"。这处穴位的气血物质是从太渊穴传来的地部经水。因为肺经经水流经列缺穴时分流，流至太渊穴后又失散，所以，传到此处穴位时，地部经水已经变得很稀少了。而这处穴位处于西方之地，地性干燥，所以，经水吸收脾土之热后，大量蒸发上达于天。鱼际的意思就是指穴位内的气血由阴到阳的变化。鱼际穴属于手肺经经脉上的穴道。手掌心朝上，在第一掌骨中点之桡侧，赤白肉的交际处。

中医认为，该穴位可以治疗小儿声带疾患、长茧、失音等。此外，如果父母可以长期为孩子按摩此穴位，还可以缓解其口干舌燥的症状。

具体的按摩方法如下：

（1）父（母）用一只手的手掌轻握着患儿手的手背，另一只手大拇指弯曲，用指甲尖垂直方向轻轻掐按第一掌骨侧中点处，孩子就会产生强烈的酸胀感。

（2）父（母）分别为孩子按摩左右两手的同一穴位，每次二三分钟即可。

没事常掐少商，儿童感冒不来烦

少商：少，阴中生阳的意思。中国古代的五音六律，分宫、商、角、徵、羽。在中医上，"商"属肺经之根，所以叫做"少商"。该穴位属于手肺经经脉上的穴道，在拇指的桡侧，距离指甲角约一分处。

中医认为，遇到流行性感冒、腮腺炎、扁桃腺炎或者小儿惊风、喉部急性肿胀、呃逆等，都可以用"少商穴"来调治。此外，按摩此穴位可以开窍通郁，治疗小儿食滞吐泻、唇焦、小儿慢性肠炎等。此外，现代临床医学还证明，此穴位可以治疗一些呼吸系统疾病，如支气管、肺炎、咯血等。

所以，为了避免孩子患上了流行性感冒，你不妨经常为其按摩少商穴，这样可以帮助孩子防治感冒。具体的按摩方法如下：

（1）先让孩子将大拇指伸出。

（2）父（母）用一只手的食指和中指轻轻握住孩子的大拇指。

（3）父（母）大拇指弯曲，用指甲的甲尖垂直按摩此穴位，直到孩子有刺痛的感觉为止。

（4）父（母）依次按摩孩子左右两手上的少商穴，每次个按摩二三分钟即可。

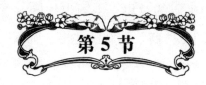

第5节

手阳明大肠经是保护孩子
胳膊与排泄的大脉

孩子胸中气闷找商阳

商阳，根据《易经》和阴阳五行的原理，肺和大肠都属"金"。而商阳穴位于手大肠经脉的开始之处，承受手肺经的经脉之气，并且由阴侧转入阳侧。在五行之中，金的音属商，所以被称为"商阳"。该穴属于手大肠经脉上的穴道，位于食指的桡侧，距离指甲角旁大约一分处。

中医认为，该穴位对于治疗儿童胸中气闷、哮喘咳嗽、四肢肿胀、热病无汗等，有着不错的效果。而且，父母长期为患有咽喉肿痛、牙痛、中风昏迷、手指麻木、耳鸣、耳聋等病症的孩子按摩此穴位，可以起到很好的治疗效果。除此之外，现代临床医学常用它来治疗咽炎、急性扁桃体炎、腮腺炎、口腔炎、急性胃肠炎、中风昏迷等，都有不错的效果。

所以，当你的孩子因为受了风寒而胸中气闷、咳嗽、全身发热、皮肤滚烫时，你可以适当为其按摩商阳穴，只要稍微用力地掐按此穴，就能令孩子的身体舒服不少。具体的按摩方法如下：

（1）孩子采用正坐的姿势，父（母）用手轻轻握住患儿手的食指，手掌背朝上，手掌心朝下。

（2）父（母）把大拇指弯曲，用指甲尖沿垂直方向，按摩孩子靠着拇指旁侧的穴道，直到孩子感觉刺痛为止。

（3）父（母）分别按摩孩子的左右两手，每天分别按摩二三分钟即可。

值得注意的一点是，父母在帮助孩子按摩商阳穴时，一定要注意力度，不需要太过于用力。

三间让孩子通便顺畅

三间："三"是一个概数，与"二"相比稍大；间，间隔、间隙的意思。因为此处穴位的气血物质是从二间穴传来的天部清气，性温热，上行到三间后所处的天部位置比二间穴高，所以叫做"三间穴"。三间别名"少谷"、"小谷"。该穴位属手大肠经脉上的穴道，微微握拳，在食指的桡侧、第二掌骨小头后的凹陷处，合谷穴前。

中医认为，该穴位对治疗小儿风火牙痛、眼睑痒痛、嗜卧、咽喉肿痛、扁桃腺炎、肠鸣下痢、手指及手背红肿等症，有显著效果。此外，按摩此穴位还可以帮助小孩子更顺畅的通便。

所以，如果你的孩子通便不畅的话，你可以适当为其按摩此穴，按摩的方法很简单，具体如下：

（1）先让孩子一只手平放，稍稍侧立。

（2）父（母）用一只手轻轻握住，大拇指弯曲，用指甲垂直掐按穴位，直到孩子感觉酸痛为止。

（3）每天早晚分别为孩子按摩左右两手上的三间穴，每次各按摩二三分钟即可。

孩子牙疼找合谷

合谷：经穴名，出自《灵枢·本输》，别名虎口。它是古代全身遍诊法三部九候部位之一，即中地部，以候胸中之气。因为它位于大拇指与食指之间的陷凹处，犹如两山之间的低下部分。拇指与食指的指尖相合时，在两指骨间有一处低陷如山谷的部位，所以叫做"合谷"。虎口是指手张开之后它的形状就像大大的虎口一样。该穴位属手阳明大肠经，为原穴。

中医认为，合谷穴为全身反应的最大刺激点，可以降低血压、镇静神经、调整机能、开关节而利痹疏风、行气血而通经清淤；可以治头面的各种症状，不但对牙齿、眼、喉都有良好的功效，还能止喘、疗疮

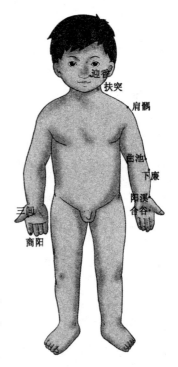

小儿大肠经上的主要穴位

等；长期按摩此穴，对反射性头痛、耳鸣、耳聋、鼻炎、蓄脓症、扁桃腺炎、视力模糊、呼吸困难、肩胛神经痛、痰阻塞、窒息、虚脱、失眠、神经衰弱等症状也会有不错的治疗效果。

所以，如果你的孩子牙疼的话，你可以适当为其按摩此穴位。具体的按摩方法如下：

（1）先让孩子一只手轻握空拳，拇指和食指弯曲，两指的指尖轻

触、立拳。

（2）父（母）的手掌轻轻握在拳头外，用大拇指的指腹垂直按压穴位，直到孩子感觉到酸痛为止。

（3）父（母）分别按摩孩子左右两手上的合谷穴，每次各按二三分钟即可。

扁桃腺发炎找阳溪

阳溪：阳，热、有热气的意思，指此处穴位的气血物质为阳热之气；溪是路径的意思。大肠经的经气在此处吸收热气后，蒸腾上升行到天部。阳溪穴在手腕上侧的横纹前，两筋的凹陷中，形似小溪，其穴又属于阳经，所以叫做"阳溪"。该穴位又叫做中魁穴，指此处穴位的气血物质为阳热之气。"中魁"的意思就是指此处穴位向大肠本经输送阳热之气。因为从合谷传来的水湿云气在这里吸热后上升于天部，表现出火的特征，所以在五行中，该穴属火。该穴位属于手大肠经脉上的穴道，手掌侧放，翘起拇指，在手腕背侧，腕横纹两筋间凹陷中。

中医认为，阳溪穴有疏通气血，通经清淤的功能。按摩此穴位，对于头痛、耳鸣、耳聋、扁桃腺炎、牙齿痛、结膜炎、寒热疟疾等病症，有很好的治疗效果。

所以，如果你的孩子扁桃腺发炎的话，你可以适当为其按摩阳溪穴。具体的按摩方法如下：

（1）先让孩子将手掌侧放，拇指伸直向上翘起，在腕背的桡侧，手腕横纹上侧有一凹陷处，即为本穴。

（2）父（母）用一手轻握孩子手背，大拇指弯曲，用指甲垂直掐按穴位，直到孩子感觉到酸胀为止。

（3）父（母）分别按摩孩子左右手上的阳溪穴，每次各按摩二三分钟即可。

下廉让孩子肠胃健康

下廉：下与上相对，指下部或下方的意思；"廉"是廉洁清明的意思。下廉的天部之气就像气象学中所说的在西北方向刚刚形成的高空冷湿气流，它不断从西北方的高空向东南方的低空移动，即横向下行。从温溜穴传来的水湿云系在此处的位置犹如天之天部，天之下部的气血物质相对廉洁清净，所以叫做"下廉穴"。此穴的气血物质为天之天部的水湿云气。水湿云气大部分散热冷却横向下行上廉穴，小部分则横向下行手五里穴。因为这个穴位位于手部，所以叫做"手下廉"，就是说这个穴位下部层次的气血物质洁净清明。该穴具体位于前臂背面桡侧，当阳溪与曲池连线上，肘横纹下 3 寸处。

中医认为，此穴位能够吸附并聚集天之天部的浊重之物并使其沉降，可以调理孩子肠胃、通经活络，能够治疗头痛、眩晕、目痛等病症，还可以治疗消化系统疾病，如腹痛、腹胀、肠鸣音亢进等。

所以，为了让孩子的肠胃更健康，你应该适当为其按摩下廉穴。具体的按摩方法如下：

（1）先让孩子侧腕屈肘，父（母）用一只手的手掌按住孩子一只手的手臂，父母大拇指位于孩子肘弯处，小指按压所在部位即为下廉穴。

（2）父（母）的食指和中指并拢，用指腹适当按摩此穴位，直到孩子感觉酸胀为止。

（3）父（母）分别按摩孩子左右臂两侧的下廉穴，每次按摩二三分钟即可。

曲池让孩子不再长青春痘

曲池：曲，隐秘、不太察觉的意思；池，指水的围合之处、汇合之所。"曲池"指此处穴位的气血物质为地部之上的湿浊之气。此穴物质为手三里穴的降地之雨气化而来，位于地之上部，性湿浊滞重，犹如雾露，为隐秘之水。曲池也叫做"鬼臣"、"洪池"、"阳泽"。该穴位属手大肠经脉的穴道，屈肘成直角，在肘弯横纹尽头筋骨间凹陷处。

中医认为，该穴位对大肠功能障碍、肠炎、肚腹绞痛等，有很好的保健调理效果。此外，按摩此穴位，可以清热解毒，缓解皮肤过敏，还可以防治青春痘。

所以，如果你的孩子长了青春痘，你要适当为其按摩曲池穴。具体的按摩方法如下：

（1）先让孩子正坐，轻抬左臂与肩高，手肘内屈，大约成90°角。

（2）父（母）轻握孩子的手肘下，大拇指弯曲，用指腹垂直按摩孩子手肘的空出处，直到孩子感觉酸痛为止。

（3）父（母）先按摩孩子的左手，再按摩其右手，每次各按摩二三分钟，最好每天早晚各按摩一次。

肩髃是孩子肩膀的保健医生

肩髃：经穴名，出自《针灸甲乙经》。髃，骨间凹陷的意思，因为此处穴位位于肩端关节的凹陷处，所以叫做肩髃穴。该穴属于手大肠经脉上的穴道。

中医认为，此穴位对于治疗肩胛关节炎有特殊疗效，长期按压此处穴位，对于中风、偏瘫、高血压、多汗症、不能提物、手臂无力等病症，有不错的治疗效果。

所以，当你的孩子肩膀出现问题，患上肩胛关节炎时，你可以适当为其按摩此穴，具体的按摩方法如下：

（1）先让孩子正坐、左手屈肘抬臂，与肩同高。

（2）父（母）用右手中指的指腹垂直按揉孩子的肩髃穴，直到孩子感觉酸痛为止。

（3）父（母）用同样的方法为孩子按摩右肩。

（4）每天早晚各为孩子按摩左右两侧肩髃穴一次，每次二三分钟即可。

扶突对孩子止咳平喘有奇效

扶突："扶"是扶持、帮助的意思；"突"的意思是"冲"。这个穴位的意思是大肠经的经气在外部热气的帮助下上行天部。因为此穴的物质是天鼎穴蒸发上行的水湿之气，水湿之气滞重，行到这里时无力上行于天，于是在心的外散之热的扶持下得以上行，所以名为"扶突穴"。扶突穴别名"水穴"、"水泉穴"，这是由于从此穴上行的水湿之气是头、面部的水湿之源。该穴属于手阳明大肠经穴，位于颈外侧部，结喉旁，当胸锁乳突肌的前、后缘之间。

中医认为，此穴位为天部层次提供水湿，能够为儿童清润肺气、平喘宁嗽、理气化痰，治疗原理为寒则补之，湿热则泻之。父母经常为孩子按摩此穴位，能够治疗咳嗽、气喘、咽喉肿痛、吞咽困难、暴喑、瘿气、瘰疬等。

所以，作为父母，你应该经常帮孩子按摩此穴位，这样就能帮助孩子理气化痰，保持健康的身体状态。按摩的方法很简单，具体如下：

（1）先让孩子正坐，父（母）一手拇指弯曲，其余四指并拢，手心向内，小指位于孩子喉结旁。

（2）父（母）以食指的指腹，垂直向下按揉其所在之处，直到孩子的穴位处有微胀感。

（3）父（母）将中指和食指并拢，以指腹按揉孩子左右两侧穴位，每天早晚各一次，每次二三分钟即可。

迎香帮孩子抛掉鼻炎的烦恼

迎香：迎，迎受的意思；香，脾胃五谷之气的意思。此处穴位接受来自胃经的气血，大肠经和胃经都属于阳明经，其气血物质所处的天部层次都相近，迎香与胃经相邻，所以又为低位，于是，胃经的浊气就会下传到此处穴位，所以叫做迎香穴。迎香穴别名"冲阳穴"，属于手阳明大肠经脉的穴道，具体位于鼻翼外缘中点旁、当鼻唇沟中间。

中医认为，经常按压迎香穴，能够治疗孩子易患的各种鼻症，如鼻腔闭塞、嗅觉减退、鼻疮、鼻内有息肉、鼻炎、鼻塞、鼻出血等。如果再配合按摩印堂穴、合谷穴，还可以治疗急慢性鼻炎等病症。

所以，如果你的孩子患有鼻炎的话，你可以适当为其按摩迎香穴。具体的按摩方法如下：

（1）先让孩子正坐或仰卧，父（母）用双手食指的指腹垂直按摩迎香穴，直到孩子感觉酸麻为止。

（2）父（母）也可单手中指与食指弯曲，直接垂直按摩此穴位。

（3）每天早晚各为孩子按摩一次，每次按压二三分钟即可。

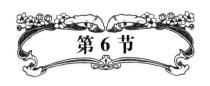

足阳明胃经生成孩子的气血

承泣还孩子一双明亮的眼睛

　　承泣："承"的意思是受，"泣"指泪、水液。"承泣"的意思是胃经体内经脉的气血物质都是从这里出来的。胃经属阳明经，阳明经多气多血，多气就是指多气态物；多血，血是受热后变成的红色液体，即多液又多热。胃经体表经脉的气血运行是由头走足，为下行。胃经体表经脉和胃经体内经脉构成无端循环。胃经体内经脉气血物质的运行方式是散热上行。此处穴位的物质就是由胃经体内经脉气血上行所化。体内经脉中，气血物质以气的形式上行，并由体内经脉出体表经脉后，经气冷却液化成经水。经水位于胃经的最上部，处于不稳定状态，就像泪液要滴下来一样，所以叫做"承泣穴"。该穴位位于面部，瞳孔直下，当眼球与眶下缘之间。

中医认为，这个穴位主要治疗各种眼部疾病，如近视、远视、夜盲、眼颤动、眼睑痉挛、角膜炎、视神经萎缩、眼睛疲劳、迎风流泪、急慢性结膜炎、散发、色盲、睑缘炎、视神经炎、视网膜色素变性、眶下神经痛等。此外，长期按摩此穴位，对神经系统疾病也有一定疗效，如面肌痉挛、面部神经麻痹等。

所以，如果你希望你的孩子拥有一双明亮的眼睛，就经常为其按摩承泣穴。具体的按摩方法如下：

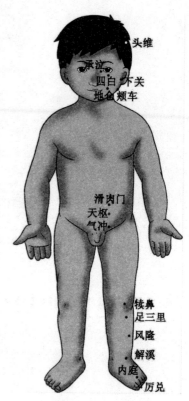

小儿胃经上的主要穴位

（1）先让孩子正坐、仰靠或者仰卧，眼睛直视前方，父（母）的食指和中指伸直并拢，食指贴在孩子的鼻侧。

（2）父（母）用中指的指尖按摩孩子下眼眶的边缘处，直到孩子感觉到酸痛为止。

（3）父（母）双手的中指伸直，用中指的指腹为孩子按摩左右两侧的承泣穴，每次各按摩二三分钟即可。

四白是孩子明目养颜的好帮手

四白："四"是数词，指四面八方，亦指穴所在的周围空间；白，指可见的颜色，肺之色。该穴名意指胃经经水在本穴快速气化成为天部之气。本穴物质为承泣穴传来的地部经水，其性温热，由地部流至四白时，因吸收脾土之热而在本穴快速气化，气化之气形成白雾之状充斥四周，且清晰可见，所以叫做四白穴。该穴是人身体一个重要的穴位，位于人体面部，瞳孔直下，眼眶下凹陷处。

中医认为，父母给孩子按揉四白穴对眼睛保健，治疗近视较有疗效。此外，经常按摩此穴位，还可以有效治疗目赤痛、目翳、眼睑动、口眼歪斜、头痛眩晕等。

所以，如果你希望孩子能够摘下近视眼镜，就可以适当为其按摩四白穴。按摩的方法很简单，具体的按摩方法如下：

（1）先让孩子正坐、仰靠或仰卧，父（母）先以两手中指和食指并拢伸直，不要分开，然后食指指肚贴孩子两侧鼻翼。

（2）父（母）以中指指尖垂直按摩孩子的四白穴，直到孩子感觉酸痛为止。

（3）父（母）以中指指腹按摩孩子左右四白穴，每次按摩二三分钟即可。

孩子颜面神经麻痹找地仓

地仓："地"，脾胃之土也；"仓"，五谷存储聚散之所也。该穴名意指胃经地部的经水在此聚散。本穴物质为胃经上部诸穴的地部经水汇聚而成，经水汇聚本穴后再由本穴分流输配，有仓储的聚散作用，所以叫做地仓穴。该穴属于足胃经经脉的穴道，位于口角外侧旁开约4分处。

中医认为，这个穴位对颜面神经麻痹、颜面神经痉挛、面部疼痛有一定的疗效。经常按摩此穴位，能缓解口歪、流涎、三叉神经痛、眼睑跳动等症状。

所以，如果你的孩子有颜面神经麻痹的现象，你就应该适当为其按摩地仓穴，这样可以起到不错的治疗和保健效果。具体的方法如下：

（1）先让孩子正坐或仰卧，轻轻闭口。

（2）父（母）举起两手，用食指指甲垂直下压孩子唇两旁的穴位，稍用力按摩穴位，直到孩子感觉酸胀为止。

（3）为了加强效果，父（母）应该每天给孩子按揉两次地仓穴，每次按摩二三分钟即可。

孩子口眼歪斜按颊车

颊车："颊"，指穴所在的部位为面颊；"车"，运载工具也。颊车名意指本穴的功用是运送胃经的五谷精微气血循经上头。本穴物质为大迎穴传来的五谷精微气血，至本穴后由于受内部心火的外散之热，气血物质循胃经输送于头，若有车载一般，所以叫做颊车。颊车别名曲牙、机关、鬼床、牙车，属于足胃经经脉的穴道，位于下颌角前上方大约一横指处，按之凹陷处（大约在耳下 0.7 寸左右），用力咬牙时，咬肌隆起的地方。

中医认为，颊车穴对于口眼歪斜具有特殊的疗效。按摩此处穴位对于治牙关不开、颜面神经麻痹、声嘶沙哑、颌颊炎、颈部痉挛等毛病都有良好的效果。此外，如果配合按摩地仓穴，还可以治疗口眼歪斜。

所以，日常生活中，当你的孩子出现口歪眼斜的症状时，你可以适当为其按摩颊车穴，能够起到一定的治疗效果。具体的按摩方法如下：

（1）先让孩子正坐或者仰卧，父（母）双手的大、小指稍曲，中间三指伸直。

（2）父（母）用中间三指按压孩子下巴劾车穴，主要用中指指腹压在孩子咬肌隆起处，直到其有酸胀感为止。

（3）父（母）可以同时左右揉按（也可单侧揉按），每次按压二三分钟即可。

要想口耳好，按摩下关少不了

下关：经穴名，出自《灵枢·本输》。"下"，指本穴调节的气血物质为属阴、属下的浊重水湿；"关"，关卡。该穴名意指本穴对胃经上输头部的气血物质中阴浊部分有关卡作用。本穴物质为颊车穴传来的天部水湿之气，上行至本穴后，水湿之气中的浊重部分冷降归地，本穴有对上输头部的气血精微严格把关的作用，所以叫做下关。下关穴，人体穴位之一，属足阳明胃经的面部经穴，位于人体的头部侧面，耳前一横指，颧弓下陷处，张口时隆起，闭口取穴。

中医认为，此穴位可以消肿止痛、聪耳通络、疏风清热、通关利窍。经常按摩下关穴，能够有效治疗耳聋、耳鸣、聤耳、齿痛、口歪、面痛、牙关紧闭、颜面神经麻痹等症。

所以，如果你想孩子口耳好，就得适当帮孩子按摩下关穴。具体的按摩方法如下：

（1）先让孩子正坐、仰卧或者仰靠，闭口，手掌轻轻握拳，食指和中指并拢，食指贴在耳垂旁边。

（2）父（母）以中指的指腹按摩所在部位，直到孩子有酸痛感为止。

（3）父（母）用双手中指的指腹按摩孩子下关穴两侧穴位，每次按摩二三分钟即可。

头痛不可怕，头维赶走它

头维："头"，穴所在部位，亦指穴内物质所调节的人体部位为头；"维"，维持、维系之意。该穴名意指本穴的气血物质有维持头部正常秩序的作用。头部为诸阳之会，它要靠各条经脉不断地输送阳气及营养物质才能维持它的正常运行。胃经属多气多血之经，在输送头部的阳气当中占有一定比例，对头部各项功能的正常运转起着重要作用，而胃经气血传之于头又是靠本穴传输，所以叫做头维穴。头维穴为足阳明胃经在头角部的腧穴，是足阳明胃经与足少阳胆经、阳维脉之交会穴。该穴位于头侧部的发际中，在发际点向上一指宽处，嘴动时该处肌肉也会动（当额角发际上0.35寸，头正中线旁开3.3寸处）。

中医认为，父母经常给孩子按摩头维穴，可以治疗寒热头痛、目痛多泪、呕吐流汗、迎风泪出、目视不明等症。此外，长期帮孩子按摩此穴位，还可以治疗偏头痛、前额神经痛、血管性头痛、精神分裂症、面部神经麻痹、高血压病、视力减退等症。

所以，当孩子头痛时，你可以适当为其按摩头维穴。具体的按摩方法如下：

（1）先让孩子正坐、仰靠或仰卧，父（母）将食指与中指并拢，中指指腹位于孩子头侧部发际里发际点处。

（2）父（母）用食指指腹按压所在之处，直到孩子感觉酸胀为止。

（3）孩子在瞬间吐尽空气的同时，父母用双手拇指指腹强压，每秒钟按压1次，如此重复十至二十次即可。

滑肉门是治疗孩子肥胖症的法宝

滑肉门：经穴名，出自《针灸甲乙经》。"滑"，滑行的意思；"肉"，脾之属，土的意思；"门"，出入的门户。此穴名意指胃经中的脾土微粒在风气的运化下，输至人体各部位。此处穴位的物质是从太乙穴传来的强功风气，而本穴所处的位置是脾所主的腹部，土性燥热，在风气的作用下脾土微粒吹刮四方。脾土微粒的运行如同滑行之状，所以叫做"滑肉门"。滑肉门别名滑肉、滑幽门。该穴属足胃经经脉的穴道，位于人体上腹部，在肚脐上方0.7寸处，距前正中线1.5寸。

中医认为，每天坚持按摩滑肉门穴，对调理人体脂肪，健美减肥都具有非常明显的效果。此外，如果配合按摩足三里穴，还可以治疗胃痛等疾病。

所以，现在不必为你的孩子过于肥胖而烦恼了，只要坚持为孩子按摩滑肉门穴，就能令孩子轻松瘦下来。具体的按摩方法如下：

（1）先让孩子仰卧或正坐，父母举起双手，掌心向下，放置在孩子肚脐上1寸，旁开2寸的部位。

（2）父（母）用食指、中指、无名指的指腹垂直下按，因为此处肉厚，所以要稍微用些力，再向外拉，用力揉按，直到孩子感觉酸胀为止。

（3）坚持每天早晚为孩子各按摩1次，每次按摩2~3分钟。

值得注意的是，当你给生病的孩子按摩此穴位时，孩子很可能有打嗝、放屁，甚至出现肠胃蠕动或轻泻等现象，不必慌张，这些都属于正常反应。

天枢帮忙，孩子便秘不用愁

天枢：天星名，即天枢星。该穴之名意指本穴气血的运行有两条路径，一是穴内气血外出大肠经所在的天部层次，二是穴内气血循胃经运行。本穴气血物质来自两个方面，一是太乙穴、滑肉门穴二穴传来的风之余气，二是由气冲穴与外陵穴间各穴传来的水湿之气，胃经上、下两部经脉的气血相交本穴后，因其气血饱满，除胃经外无其他出路，因此上走与胃经处于相近层次的大肠经，也就是向更高的天部输送，所以叫做天枢。天枢别名有很多，如长溪、谷门、长谷、循际、谷明、补元、循元等。天枢属足胃经经脉的穴道，位于中腹部，肚脐左右两侧三指宽处。

中医认为，天枢穴正好在大肠通过的地方，父母经常给孩子按摩，不仅能够治疗便秘、腹泻、肠鸣等症，还对腹痛、虚损劳弱、伤寒等病有很好的抑制作用。此外，长期按压此处穴位，对中暑呕吐有很好的调理和保健作用。

所以，当你的孩子便秘时，你可以适当为其按摩天枢穴。具体的按摩方法如下：

（1）先让孩子仰卧或正坐，父（母）手掌心向下，用食指、中指、无名指的指腹垂直下按并向外揉压，施力点在中指的指腹。

（2）每天早晚各为孩子按摩一次，每次按摩二三分钟即可。

孩子疝气找气冲

气冲：经穴名，出自《针灸甲乙经》。"气"，指穴内气血物质为气；"冲"，突。该穴名意指本穴的气血物质为气，其运行状况是冲突而行。本穴物质来源有二，一为归来穴下行的细少经水，二为体内冲脉外传体表之气。由于冲脉外传体表之气强劲有力，运行如冲突之状，所以叫做气冲。气冲别名气街、羊屎。气街名意指冲脉外传之气循胃经传递长远距离。本穴物质有体内冲脉外传之气，因其气强劲有力，循胃经通道运行较远，如长街一般，所以叫气街。羊屎名意指本穴外传之气坚实饱满。气冲穴属足阳明胃经穴，位于人体的腹股沟上方一点，即大腿根里侧，当脐中下约 3.5 寸处，距前正中线 1.5 寸，穴位下边有一根跳动的动脉，即腹股沟动脉。

中医认为，长期按压这个穴位，能够治疗孩子腹痛、疝气等病症。如果配合按摩气海穴，还可以治疗肠鸣、腹痛等疾病。

所以，当孩子患上疝气时，你无须再担心。只要适当为其按摩气冲穴，就能使其病症好转。具体的按摩方法如下：

（1）先让孩子仰卧，父（母）一手五指并拢，指尖朝左，把大拇指放在孩子肚脐处，找出肚脐的正下方，小指边缘的边位，再以此为基点，右手中间三指并拢，指尖朝下，把食指放在这个基点上，此时，用无名指按压所在部位，直到孩子感觉酸胀为止。

（2）父（母）用食指的指腹按揉这个穴位，每天早晚各按摩二三分钟即可。

孩子膝关节痛找犊鼻

犊鼻："犊"的意思是指小牛、脾土；"鼻"的意思是指牵牛而行的上扪之处。此穴名意指此处穴位的地部脾土微粒被流过的胃经经水带走。因为此处穴位的物质是从梁丘穴传来的地部经水，从梁丘穴的高位直接流落到本穴的低位，经水的运行方式就如同瀑布垂直跌落一样，而本穴的地部脾土微粒又被经水承运而行，就如同牛被牵引着顺从行走一样。犊鼻穴也称外膝眼穴，"外膝眼"就是指此处穴位为膝外凹陷处，看上去如同小牛的鼻孔，这也是这个名称的由来。犊鼻属足胃经经脉的穴道，位于膝部，髌骨和髌韧带外侧的凹陷中。

中医认为，该处穴位具有通经活络、疏风散寒、理气消肿止痛的作用，长期按摩此处穴位，能够治疗膝关节痛、下肢麻痹、脚气水肿、膝脚无力、不能久站等病症。

所以，当你的孩子出现膝关节疼痛的现象时，身为父母的你就可以适当为其按摩犊鼻穴。具体的按摩方法如下：

（1）患儿正坐或仰卧、膝盖关节弯曲成90°。

（2）父（母）双手掌心向里，轻轻放在膝盖上，用食指的指腹用力伸入孩子的犊鼻穴，垂直揉按，直到孩子感觉酸胀为止。

（3）每天早晚各为孩子按摩一次，每次按摩二三分钟即可。

按摩足三里，强壮孩子身体

足三里是足阳明胃经的主要穴位之一，是胃脏精气功能的聚集点，因为主治腹部上、中、下三部之症，所以叫做"三里"。又因为此穴位于人体下肢，为了和手三里相区别，所以叫做"足三里"。该穴位具体位于小腿前外侧，当犊鼻穴下2.2寸，距胫骨前嵴一横指（中指）处。

中医认为，经常给孩子按摩足三里穴能够理脾胃、调气血、补虚弱、防治肠胃疾病，对胃肠虚弱、胃肠功能低下、食欲不振、羸瘦、腹膜炎、肠雷鸣、腹泻、便秘、消化吸收不良、肝脏疾患、胃痉挛、急慢性胃炎、口腔及消化道溃疡、急慢性肠炎、胰腺炎、腹水膨胀、肠梗阻、痢疾、胃下垂等，都具有很好的疗效。此外，父母如果能够长期坚持为孩子按摩此穴，对于胸中淤血、心腹胀满、脚气、眼疾等病症，也具有很好的治疗效果。

所以，如果你希望孩子更强壮，不受上述疾病的侵袭，就要适当为其按摩足三里穴。具体的按摩方法如下：

（1）先让孩子正坐着，膝盖弯曲成90°。

（2）父（母）手部除大拇指外，其余四指并拢，放在孩子外膝眼直下四横指处。

（3）父（母）用中指的指腹垂直用力按压，直到孩子感觉酸痛为止。

（4）坚持每天早晚各为孩子按摩一次，每次按摩二三分钟即可。

按摩丰隆，孩子咳痰不用愁

丰隆，为轰隆之假借词。本穴物质主要为条口穴、上巨虚穴、下巨虚穴传来的水湿云气，至本穴后，水湿云气化雨而降，且降雨量大，如雷雨之轰隆有声，所以叫做丰隆。丰隆也叫足阳明络穴，本穴位处胃经下部，气血物质为汇聚而成的天之下部水湿云气，为云化雨降之处，气压低下，胃经及脾经天部水湿浊气汇合于此，所降之雨又分走胃经及脾经各部，有联络脾胃二经各部气血物质的作用，所以叫做足阳明络穴。该穴属足胃经经脉的穴道，位于足外踝上6寸（大约在外膝眼与外踝尖的连线中点）处。

中医认为，丰隆穴是中医针灸中最好的化痰穴，父母长期给孩子按压此处穴位，不仅可以化痰湿、宁神志，主治痰多、咳嗽等疾患，还能够治疗头痛、眩晕、下肢神经痉挛、便秘、尿闭等病症。

所以，当孩子经常胸闷有痰，整天都在咳嗽，而且经常感到喉咙里有浊痰时，你不妨适当为孩子按摩丰隆穴，这样有助于帮孩子止咳祛痰。具体的按摩方法如下：

（1）先让孩子正坐、屈膝、垂足，父（母）按取孩子外膝眼到外踝尖连线中点。

（2）父（母）用食指、中指、无名指的指腹按压（中指用力）孩子的丰隆穴，直到孩子感觉酸痛为止。

（3）坚持每天早晚各为孩子按摩一次，每次按摩二三分钟即可。

孩子手脚冰冷找内庭

内庭："内"，指深处；"庭"，指居处。因为此处穴位对喜静卧、恶闻声等的病症具有疗效，患了这样的病症之后，就好似要深居在内室之中，闭门独处，不闻人声，所以名叫内庭。其次，因为这个穴位治疗的病症，几乎不在穴位近处，而是多在头、脑、腹、心这样的部位，它的主要作用与人体内部组织有关，门内称"庭"，此穴之下为厉兑穴，"兑"在《易经》中指的是口，口为门，此处穴位在门之内，所以叫做内庭穴。该穴属足阳明胃经经脉的穴道，在足的次趾与中趾之间，脚叉缝尽处的陷凹中。

中医认为，按摩内庭穴，可以缓解孩子四肢冰冷的症状。而且长期坚持按摩此穴，也可以治疗牙齿痛、风疹块、急性肠胃炎、流鼻血、口歪、咽喉肿痛、胃痛吐酸、腹胀、泄泻、痢疾、便秘、足背肿痛、跖趾关节痛等病症。

所以，如果你的孩子经常感到自己双手双脚冰凉的话，你也可以适当为其按摩内庭穴，这样可以使其气血更顺畅，四肢冰冷症状也会有所好转。具体的按摩方法如下：

（1）先让孩子正坐屈膝，把一只脚抬起，放在另一条腿上。

（2）父（母）把对侧手的四指放在孩子脚掌底部，托着脚，手的大拇指放在孩子脚背，弯曲大拇指，用指尖下压揉按内庭穴，直到孩子感觉胀痛为止。

（3）坚持每天早晚各为孩子按摩一次，每次按摩二三分钟即可。

常按厉兑孩子睡眠好

厉兑："厉"的意思是危、病；"兑"的意思是"口"。在中医里面，把胃称为水谷之海，我们的身体接受食物必须要使用口。而此处穴位主要治疗口噤不能食、口歪，以及胃肠等方面的疾病，所以叫做"厉兑"。厉兑穴有三个，分别叫厉兑穴、第二厉兑穴、第三厉兑穴。厉兑穴属于胃经经脉的穴道，位于食指外侧，指甲生长处的边角向中指靠近2毫米的地方；第二厉兑穴在第二足趾甲根、边缘中央下方的2毫米处；第三厉兑穴在脚（右脚）的第三根趾头的第一关节和第二关节之间。

中医认为，长期给孩子按摩厉兑穴，能够改善睡眠多梦、睡不安稳等症状。

所以，如果你希望你的孩子睡得更好的话，可以适当为其按摩厉兑穴。具体的按摩方法如下：

（1）先让孩子正坐屈膝，把一只脚抬起放在另一条腿上。

（2）父（母）将四指放在孩子的脚底，托着脚，拇指放在脚背，大拇指弯曲，用指甲垂直按摩孩子的厉兑穴，直到孩子感觉刺痛为止。

（3）坚持每天早晚各为孩子按摩一次，每次按摩二三分钟即可。

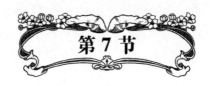

第7节

足太阴脾经是孩子的养血大脉

太白，让孩子不再虚的法宝

太白，经穴名，出自《灵枢·本输》。"太"，大的意思；"白"，肺的颜色。太白的意思就是脾经的水湿云气在此吸热蒸升，化为肺金之气。此处穴位的物质是从大都穴传来的天部水湿云气，到达此处穴位后，受长夏热燥气化蒸升，在更高的天部层次化为金性之气，所以叫做太白穴。此穴属足太阴脾经穴，位于足内侧缘，当第一跖骨小头后下方凹陷处，即脚的内侧缘靠近足大趾处。

中医认为，经常按摩、捶打此处穴位，能够治疗各种脾虚，如先天脾虚、肝旺脾虚、心脾两虚、脾肺气虚、病后脾虚等。除此之外，按摩此穴位对胃痛、腹胀、吐泻、痢疾、肠鸣、便秘、脚气、痔疮等，具有良好的治疗效果。

小孩子调皮好动，原本是好事，但运动过量往往导致肌肉酸痛的不适症状。此外，如果孩子突然运动或者搬提了过重的物品，也可能会导致脾气耗损太多，使得肌肉内部气亏。这时，父母就应该适当为其按摩太白穴，从而帮其调理疏通经气，迅速消除肌肉酸痛等症状，让孩子不再"虚"弱无力。具体的按摩方法如下：

（1）先让孩子仰卧，父（母）用大拇指按压孩子脚的内侧缘，靠近足大趾的凹陷处，直到孩子感觉到酸胀为止。

（2）每天早晚各为孩子按摩一次，每次按摩二三分钟即可。

公孙是婴幼儿脾胃的保健师

公孙，就是指公之辈与孙之辈，这里是说此处穴位内的气血物质与脾土之间的关系。在五行中，脾经物质属土，其父为火，其公为木，其子为金，其孙为水。此穴内物质来自两个方面，一是太白穴传来的天部之气；二是地部孔隙传来的冲脉高温经水。脾经与冲脉的气血在此穴相会后化成了天部的水湿风气。因为此穴位于人的足部，在地球重力下，冲脉流至公孙穴的物质为下行的水液，流行的通道是冲脉的体内经脉，所以，冲脉气血出公孙穴后就会快速气化。此穴位位于人体足内侧缘，当第一跖骨基底部的前下方。

中医认为，按揉此穴，能有效调理脾胃、冲脉，可以治疗胃痛、腹痛、呕吐、腹泻、痢疾等疾病，而且对婴幼儿因食物引起的便秘、腹泻、肚胀等症状具有良好的疗效。此外，如果长期按摩此穴位，可以对胸闷、腹胀产生不错的保健和调理效果。

所以，当初为父母的你遇到新生儿胎毒未尽，或者在换乳的时候，孩子脾胃没法适应新的食物，有大绿便或者腹泻、便秘等现象时，除了将孩子尽快送医院检查，还可以同时为孩子按摩公孙穴，能够使其症状得到一定程度的缓解。具体的按摩方法如下：

（1）先让孩子正坐，将脚抬起放在另一腿上。

（2）父（母）用手轻握孩子的脚背，大拇指弯曲，指尖垂直揉按穴位，直到孩子感觉到酸麻为止。

（3）每天早晚各为孩子按摩一次，每次按摩二三分钟即可。

孩子夜晚遗尿的克星——三阴交

三阴交："三阴"，足三阴经；"交"，交会。三阴交穴名意指足部的三条阴经中气血物质在本穴交会。本穴物质有脾经提供的湿热之气，有肝经提供的水湿风气，有肾经提供的寒冷之气，三条阴经气血交会于此，所以称为三阴交穴。此穴为十总穴之一，属足太阴脾经经脉的穴道，在人体小腿内侧，足内踝上缘三指宽，踝尖正上方胫骨边缘凹陷中。

中医认为，按压此穴不仅可以使腹胀、消化不良、食欲不振、肠绞痛、腹泻、失眠、神经衰弱、全身无力、下肢麻痹、神经痛、脚气病等得到缓解，还能有效排除淤血，产生新血。此外，经常按摩此穴，还能有效去除头皮屑。

现实生活中，小孩子"尿床"不是稀罕事，但如果你的孩子过了3岁还是常常尿床，就要注意了，适当的时候可以为其按摩三阴交穴改善这种情况。具体的按摩方法如下：

（1）先让孩子正坐，抬起一只脚，

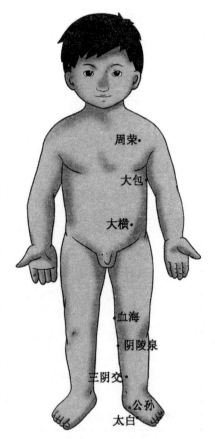

小儿脾经上的主要穴位

放在另一条腿上。

（2）父（母）一只手除大拇指外，其余四指轻轻握住内踝尖，大拇指弯曲，用指尖垂直按压胫骨后缘，直到孩子有强烈的酸痛感为止。

（3）每天早晚各为孩子按摩一次，每次按摩二三分钟即可。

阴陵泉让孩子排便更畅通

阴陵泉："阴"，水；"陵"，土丘；"泉"，水泉穴。阴陵泉穴名意指脾经地部流行的经水及脾土物质混合物在本穴聚合堆积。本穴物质为地机穴流来的泥水混合物，因本穴位处肉之陷处，泥水混合物在本穴沉积，水液溢出，脾土物质沉积为地之下部翻扣的土丘之状，所以叫做阴陵泉穴。该穴属足太阴脾经经脉的穴道，在人体的小腿内侧，膝下胫骨内侧凹陷处，与阳陵泉相对。

中医认为，这个穴位不仅可以清脾理热、宣泄水液、化湿通阳，对通利小便，治疗脐下水肿具有特效，还可以使腹胀、腹绞痛、肠炎痢疾、膝痛等得到缓解。如果长期坚持按摩此穴位，对尿失禁、尿路感染、膝关节及周围软组织疾患等，都有很好的调理和保健效果。

所以，当你的孩子遇到小便不通，或者有尿却又尿不出来、小腹鼓胀的情况时，你可以适当为其按摩阴陵泉穴，会起到很好的治疗效果。具体的按摩方法如下：

（1）先让孩子正坐，将一只脚抬起，放在另外一只脚的膝腿上。

（2）父（母）一只手轻轻握住膝下，大拇指弯曲，用拇指的指尖从下往上用力揉按，直到孩子感觉刺痛为止。

（3）每天早晚各为孩子按摩一次，每次按摩二三分钟即可。

治疗小儿湿疹找血海

血海：经穴名，出自《针灸甲乙经》。"血"，指受热后变成的红色液体；"海"，大的意思。血海名意指此处穴位是脾经所生之血的聚集之处。因为本穴物质是阴陵泉穴外流水液汽化上行的水湿之气，气血物质充斥的范围巨大如海，所以叫做"血海"。该穴属足脾经经脉穴道，位于大腿内侧，髌底内侧端上2寸处，当股四头肌内侧头的隆起处。

中医认为，该穴位对荨麻疹、丹毒、小儿湿疹、膝痛等，具有很好的保健调理功效，按摩敲打此穴，可以缓解治疗湿痒疮毒。

所以，当你的孩子患有湿疹时，你可以适当为其按摩血海穴。具体的按摩方法如下：

（1）先让孩子正坐，抬起左足，放在右脚的膝腿上。

（2）父（母）用手掌按住膝盖，食指、中指等四指放在膝上，大拇指弯曲，用食指的指尖按揉穴位，直到孩子感觉酸胀为止。

（3）每天早晚各为孩子按摩一次，每次按摩四五分钟即可。

大横帮孩子去除肠道寄生虫

大横："大"，穴内气血作用的区域范围大；"横"，穴内气血运动的方式为横向传输。该穴名意指本穴物质为天部横向传输的水湿风气。本穴物质为腹结穴传来的水湿云气，至本穴后因受脾部外散之热，水湿云气胀散而形成风气，其运行方式为天部的横向传输，所以叫做大横。该穴属足脾经经脉的穴道，在人体的腹中部，距脐中3寸。

中医认为，按摩大横穴，能够治疗多种肠道疾病，尤其对习惯性便秘、腹胀、腹泻、小腹寒痛、肠寄生虫等疾患，具有很好的治疗、调理和改善作用。

所以，当你的孩子患上肠道寄生虫病时，除了每天让他多饮水、多摄取富含纤维质的蔬菜外，还要每天坚持帮其按摩大横穴。具体的按摩方法如下：

（1）先让孩子正坐或仰卧。

（2）父（母）用两手中指的指尖垂直下压穴位，此时吸气、缩腹效果更好。

（3）父（母）轻轻帮孩子按摩此穴位，直到孩子感觉胀痛为止。

（4）每天早晚各为孩子按摩一次，每次按摩二三分钟。

周荣让孩子心平气顺

周荣："周"，遍布、环绕的意思；"荣"，指草类开花或者谷类结穗时的茂盛状态。该穴名意指脾经的地部水湿大量蒸发，并化为天部之气。此处穴位虽然属于脾经穴位，但是脾经气血因为胸乡穴的流散，无物传至本穴。因此，本穴的物质来源于从上部区域散流至此的地部水液，到达本穴的地部水液受心室外传之热的作用，又大量气化上行天部，于是，气化之气如同遍地开花之状，脾土还原为本来的燥热之性，所以名叫周荣穴。这个穴位也被称为周营穴、周管穴。"周营"和"周管"都是指此穴内的气化之气遍及穴周的整个区域。该穴位位于人体的胸外侧部，当第二肋间隙，距前正中线4寸。

中医认为，此穴位具有止咳平喘、生发脾气的作用。按揉此穴，对咳嗽、气逆等具有显著疗效。

所以，在日常生活中，如果孩子常常遭受咳嗽的困扰，或者一些患有肝胆疾病的孩子常常感觉胸胁胀满，父母都可以通过按摩周荣穴帮其缓解症状，从而达到心平气顺的效果。具体的按摩方法如下：

（1）先让孩子仰卧或正坐，父母把右手食指、中指、无名指伸直并拢，指尖朝左，将食指放在患儿左胸窝上，锁骨外端下，此时无名指所在的位置就是周荣穴。

（2）父母食指、中指、无名指并拢，用无名指指腹适度用力按摩此穴位。

（3）每天早晚各为孩子按摩一次，每次按摩二三分钟即可。

按一按大包，孩子睡觉更安稳

大包，经穴名，出自《灵枢·经脉》。该穴位又叫做"脾之大络"，意思就是联络其他经脉的重要穴道。它总统阴阳各经脉穴位，使得经气能够灌溉于五脏、四肢。它无所不包，无所不容，所以名为"大包穴"。该穴属足脾经经脉的穴道，位于人体的腋窝下、腋中线直下4.5寸的地方，相当于自己的中指尖到手腕横纹的长度。它是脾经中的主要穴位之一。

中医认为，这个穴位有利于改善全身疲乏，四肢无力的症状，经常按压这个穴位，对于肺炎、气喘、胸膜炎、胸胁疼痛、膀胱麻痹、消化不良等疾患，都具有很好的改善、调理和保健作用。

所以，如果你的孩子晚上睡觉总是睡不安稳，总是在似睡非睡之间，而白天的时候却全身疲软，四肢乏力，提不起任何精神，那么，你可以尝试着帮其按摩大包穴，这能使其症状得到缓解和改善。具体的按摩方法如下：

（1）让孩子正坐或者仰卧，双手互相抱于胸前，父（母）把双手的中指放置在孩子对侧腋窝中线下6寸处，大约一个手掌长度的地方。

（2）父（母）用中指的指尖揉按，直到孩子感到胀痛为止。

（3）每天早晚各为孩子按揉一次，每次按揉二三分钟即可。

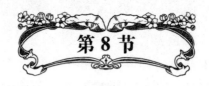

手少阴心经通调孩子神智

极泉是强健儿童心脏的源泉

极泉，经穴名，出自《针灸甲乙经》。"极"，高、极致的意思；"泉"，心主血脉，如水之流，故名泉。该穴名意指最高处的水源，也就是说这处穴位在心经的最高点上，所以名叫"极泉穴"。该穴位属手少阴心经，位于人体的两腋窝正中，在腋窝下的两条筋脉之间，腋动脉的搏动之处。

中医认为，按摩此穴位，可以有效治疗各种心脏疾病，如心肌炎、心悸、心痛等。另外，长期按揉此处穴位，对肩臂疼痛、臂丛神经损伤、臂肘冷寒、肩关节炎、肋间神经痛、黄疸、腋臭等疾患，也有很好的调理和保健功效。

　　所以，如果你的孩子经常心情不好，他的腋窝下，即极泉穴上，就可能会长出一个包，这是心气被淤滞的现象。如果把极泉穴弹拨开了，就能把包块化解掉，就能够缓解心经淤滞的现象。除此之外，你还可能会发现，一些突发性的事件，或者别人偶然间的一个动作都可能令你的孩子心跳加快，并且感到胸闷、头晕、头疼、出汗、浑身无力，甚至不想吃饭，这种情况的出现说明你的孩子患上了心悸的毛病，这是过度疲劳及情绪不稳定的一种表现。此时，只要适当帮孩子按摩腋窝下面的极泉穴，就可以很快地让孩子的心脏得到一定程度的放松。

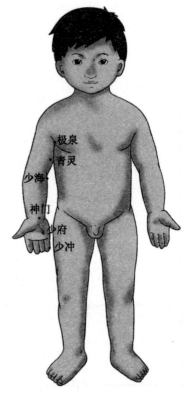

小儿心经上的主要穴位

　　当然，帮孩子按摩极泉穴不是随随便便的，具体的按摩方法如下：

　　（1）先让孩子正坐，手平伸，举掌向上，屈肘，掌心向着自己的头部。

　　（2）父（母）用一只手的中指指尖按压孩子腋窝正中的陷凹处，直到孩子感觉到酸痛为止。

　　（3）用同样的方法帮孩子按压其另一侧的极泉穴。

　　（4）为了巩固效果，最好坚持一段时间，每天早晚各帮孩子按摩一次，先左后右，每次两三分钟即可。

祛除孩子疼痛靠青灵

青灵："青"，是指肝脏的颜色，此处穴内气血的运行为风的横行；"灵"，灵巧的意思。该穴名意指此穴内的气血运行为风木的横向运行方式。因为此穴内的物质是极泉穴下传血液的气化之气，在本穴的运行过程中，因散热而缩合成水湿云气，并以云气的方式向下传输，表现出了风木的灵巧特征，所以叫做"青灵"。"青灵穴"也称"青灵泉"，意思与青灵穴是一样的，指天部运行的云气中富含水湿。该穴属于手少阴心经穴，位于人体手臂内侧，当极泉穴与少海穴的连线上，肘横纹上2.2寸处，肱二头肌的内侧沟中。

中医认为，此穴位具有理气止痛、宽胸宁心的作用，经常拍打、按揉此处穴位，能够有效治疗头痛、肋痛、肩臂疼痛、肩胛及前臂肌肉痉挛等疾患。

身为父母，当你孩子告诉你他感到头痛、肋痛时，需要先问清楚孩子是经常疼痛还是偶尔疼痛，如果是偶尔的，可适当为其按摩青灵穴。具体的按摩方法如下：

（1）先让孩子正坐，抬起右臂与肩平，肘弯曲，小臂向上，父（母）五指并拢，将小指放在患儿手臂内侧肘横纹处，用拇指按压。

（2）除拇指以外，父（母）的其余四指放于臂下，轻托手臂，用拇指的指腹轻轻揉按该穴位。

（3）每天早晚左右穴位各按揉一次，每次按揉二三分钟即可。

（4）如果孩子的疼痛丝毫没有好转就要考虑将孩子送去医院就医，不可贻误孩子的病情。

帮孩子按摩少海，牙不疼了，吃饭也香了

少海："少"，阴、水的意思；"海"，大，即百川所归之处的意思。该穴名意指心经的地部经水汇合于少海穴本穴。本穴物质为青灵穴水湿云气的冷降之雨和极泉穴的下行之血汇合而成，汇合的地部水液宽深如海，所以叫做少海。少海穴属于手心经经脉的穴道，位于人体肘横纹内侧端与肱骨内上髁连线的中点的凹陷处。

中医认为，少海穴具有宁神通络的作用，主要治疗神经衰弱、头痛目眩、心痛、牙痛、肋间神经痛等；长期按压此处穴位，对于前臂麻木、肘关节痛、肘关节周围软组织疾患、臂麻手颤、肘臂挛痛等症状，具有良好的调理和保健作用。此外，现代中医临床证明，利用此穴位还可以治疗癔症、精神分裂症、尺神经麻痹、肋间神经痛等。

日常生活中，很多小孩子都有过牙疼的经历，"牙疼不是病，疼起来要人命"。不论是由于冷热症状，还是由于蛀牙引起的各种牙齿疼痛，甚至有时候还会由于牙痛引起手肘、手臂、肋部、腋下等部位也发生痉挛、疼痛的现象。其实，在这个时候，父母只要给孩子按压少海穴，就能够很好地起到止痛和保健的作用。具体的按摩方法如下：

（1）先让孩子正坐、抬手，手肘略弯曲，手掌向上。

（2）父（母）用一只手轻握孩子的手肘尖，四指在外，用大拇指

的指腹按压内肘尖的内下侧、横纹内侧端的凹陷处，直到孩子感到酸痛为止。

（3）接着，用相同的办法找到另一侧的穴位。

（4）每天分早晚两次为孩子按摩此穴位，每次二三分钟即可。

小儿惊厥找神门

神门："神"，神魂、魂魄、精神的意思；"门"，指出入之处为门。此处穴位属于心经，心藏神，因此能够治疗神志方面的疾病。治疗此处穴位，能够打开心气的郁结，使抑郁的神志得以舒畅，使心神能够有所依附，所以叫做"神门穴"。神门穴属于手心经经脉的穴道，位于手腕关节的手掌一侧，尺侧腕屈肌腱的桡侧凹陷处。

中医认为，此处穴位具有安神、宁心、通络的功效，主要治疗心烦失眠，对神经衰弱也具有一定的疗效。因为神门穴是人体精气神的进入之处，所以它也是治疗心脏疾病的重要穴位。此外，长期按揉此穴位能够有效治疗小儿惊厥、心绞痛、多梦、失眠、惊悸、怔忡、心烦、便秘、食欲不振等疾病。

一般来说，小儿高热惊厥的发生是由于感受外邪，入里化热，热极生风所致。所以，父母在平时应经常给孩子按摩神门穴，这样可以起到舒缓孩子精神的作用。具体的按摩方法如下：

（1）父（母）先让孩子正坐，伸手、仰掌，屈肘向上约45°。

（2）父（母）用手的四指握住孩子的左右手腕，先左后右，大拇指弯曲，用指甲尖垂直掐按豆骨下、尺骨端的穴位凹陷处三四分钟，直到孩子感到酸胀为止。

少府治疗孩子心胸痛最有效

少府："少"，阴；"府"，府宅。该穴名意指本心经气血在此聚集。本穴物质为少冲穴传来的高温水湿之气，至本穴后为聚集之状，如云集府宅，所以叫做少府。少府穴也称兑骨穴。"兑"在八卦中指"口"，"骨"的意思是"水"，"兑骨"的意思是说此穴内的气血物质中富含水湿。该穴位属于手心经经脉的穴道，位于第四、第五掌骨之间，屈指握拳时，小指尖处。

中医认为，此处穴位具有宁神志、调心气的功能，主要治疗各种各样的心脏疾患，如风湿性心脏病、心悸、心律不齐、心绞痛、胸痛等。长期按压此处穴位，对前臂神经麻痛、掌中热、小指挛痛等病症，具有很好的调理和保健作用，如果再配合按摩内关穴，还可以治疗心悸。

所以，当孩子患上心胸痛的毛病时，父母可以适当为其按摩少府穴，从而缓解甚至消除其症状。具体的按摩方法如下：

（1）先让孩子正坐着，伸出双手，手掌向上，并屈肘向上约45°。

（2）父（母）用四指轻握孩子的手背，大拇指弯曲，用指尖按压少府穴三四分钟，直到孩子有酸胀的感觉为止。

（3）为了进一步加深效果，父（母）可以长期分早晚两次为孩子按摩此穴位，相信一定可以有效治疗孩子的心胸痛毛病。

紧急救治孩子中风找少冲

少冲："少"，阴；"冲"，突。该穴名意指此穴中的气血物质从体内冲出。此穴为心经体表经脉与体内经脉的交接之处，体内经脉的高温水气以冲射之状外出体表，所以叫做"少冲"。少冲穴也名"经始"，意思是此穴是少阴心经的起始之处。少冲穴属于手心经经脉的穴道，在小指桡侧、指甲角旁约0.1寸。

中医认为，掐按少冲穴，可以紧急救治中风猝倒和心脏病发作的病人，并且对各种各样的心脏疾患、热病、昏迷、心悸、心痛等病症，都有良好的缓解作用。如果在此基础上配合按摩太冲穴、中冲穴、大椎穴，还可以治疗热病、昏迷等症。

所以，如果孩子突然中风，父母要第一时间反应过来，适当帮孩子按揉少冲穴，按摩方法如下：

（1）让孩子正坐，手平伸，掌心向下，屈肘向内收。

（2）父（母）用手轻握患儿手的小指，大拇指弯曲，用指甲尖垂直掐按穴位，先左后右，每日早晚掐按左右穴位各一次，每次掐按三四分钟。

有一点需要注意，那就是不管孩子的中风情况是否严重，都应该将孩子送至医院进行检查治疗，治疗期间依旧可以配合按摩此穴位，相信一定可以起到事半功倍的效果。

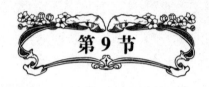

第 9 节

手太阳小肠经是孩子的护肩大脉

少泽让孩子走出昏迷之障

少泽:"少",阴、浊;"泽",沼泽。该穴名意指穴内的气血物质为天部的湿热水汽。本穴因有地部孔隙连通小肠经体内经脉,穴内物质为小肠经体内经脉外输的经水,经水出体表后气化为天部的水湿之气,如热带沼泽气化之气一般,所以叫做少泽。少泽别名小吉、少吉,小吉、少吉名意指本穴中的气化之气为无火的炎上特性的水湿之气。本穴物质虽为小肠经体内经脉的外输湿热水气,但因其从体内出体表后水液气化散去了较多热量,成为天部的水湿之汽后其温度并不算高,无火的炎上特性,因而对于天部中的金性之气来说是吉祥之

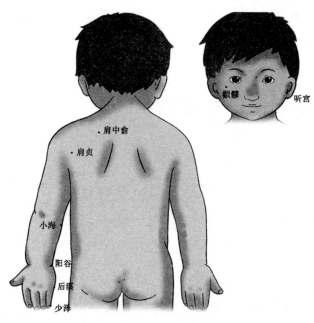

小儿小肠经上的主要穴位

事，所以叫做小吉、少吉。该穴位属于小肠经脉的穴道，位于人体小指末节尺侧，距指甲角0.1寸。

中医认为，用指甲掐按此处穴位，可以立即消除喉痛，而且对于初期中风、暴卒、昏沉、不省人事的患儿，可以使气血流通，有起死回生的作用。除此之外，在现代中医临床上，常利用此穴治疗神经性头痛、中风昏迷、精神分裂等症状。

现实生活中，如果孩子出现轻微的昏迷状况，父母可以适当为其按摩此穴位。具体的按摩方法如下：

（1）将孩子一只手的掌背向上、掌面向下。

（2）父（母）用手轻握患儿手，大拇指弯曲，用指甲尖端垂直朝下轻轻掐按，每次掐按二三分钟即可。

此外，如果孩子的昏迷状况很严重，建议父母赶紧送孩子去医院就医，千万不可贻误最佳治病时机。

后溪是预防孩子驼背的好帮手

后溪，经穴名，最早见于《黄帝内经·灵枢·本输》篇。"后"与"前"相对，指穴内气血运行的人体部位为后背督脉之部；"溪"，穴内气血运行的道路。"后溪"的意思是穴内气血外行于腰背的督脉之部。本穴物质为前谷穴传来的天部湿热之气，至本穴后，其外的清阳之气上行督脉，运行的部位为督脉所属之部。因为本穴有清阳之气上行督脉，所以为督脉手太阳之会。在五行中，此处穴位属木。该穴为手太阳小肠经的输穴，又为八脉交会之一，通于督脉小肠经，位于人体的手掌尺侧，微微握拳，当第五指掌关节后远侧，掌横纹头赤白肉际。

中医认为，该穴有舒经利窍、宁神之功，适合发育中的孩子，可预防驼背、颈椎、腰部、腿部疼痛，也有保护视力、缓解疲劳、补精益气的功效。经常按摩此穴位，还能有效治疗闪腰、腰痛、腰部急性扭伤、慢性劳损等。

所以，当父母担心孩子由于经常伏案学习而驼背时，不妨适当为孩子按摩此穴位，具体的按摩方法如下：

（1）先让孩子伸臂曲肘向头，上臂与下臂约45°角。

（2）让孩子轻轻握拳，手掌感情线之尾端在小指下侧边凸起如一火山口状处就是该穴位。

（3）父（母）用指甲掐按穴位二三分钟，直到孩子感觉胀酸为止。

按摩阳谷，孩子打针不再疼

阳谷："阳"，阳气的意思；"谷"，指两山所夹空虚之处。"阳谷"的意思是指小肠经气血在此吸热后，化为天部的阳热之气。此处穴位的物质是腕骨穴传来的湿热水汽，到达本穴后，水汽进一步吸热汽化上行更高的天部层次。本穴如同阳气的生发之谷，所以叫做"阳谷"。因为气血物质在此处穴位的变化是吸热胀散循经传输，动而不居，所以是小肠经经穴。在五行中，此穴属火。因为本穴的气血物质为腕骨穴传来的湿热水汽，到达本穴后，进一步吸热胀散，胀散之气上炎天部，有火的炎上特征，所以属火。该穴位于人体的手腕尺侧，当尺骨茎突与三角骨之间的凹陷处。

中医认为，阳谷穴具有明目安神、通经活络的作用，经常按压此穴，对精神神经系统的疾病具有一定疗效，如精神病、癫痫、肋间神经痛、尺神经痛，除此之外，还可治疗五官科的一些疾病，如神经性耳聋、耳鸣、口腔炎、齿龈炎、腮腺炎等。

另外，值得一提的是，按摩阳谷穴，可以疏通经络，调和营卫，使气血得以顺畅运行，能够促进孩子整个身体的新陈代谢，舒缓孩子的疼痛。所以，孩子打针时就不会那么疼了，这对于害怕打针的孩子来说实在算得上是一种福音。

所以，当孩子打完针依旧感到疼痛的时候，父母可以适当为其按摩阳谷穴。具体的按摩方法如下：

（1）先让孩子屈肘，手背朝上。

（2）父（母）手的四指轻托手臂，拇指放在小指侧手腕附近，骨头凸出处的前方凹陷处，此时，用拇指按压所在之处，直到孩子觉得酸胀为止。

（3）让孩子屈肘侧腕，父（母）用拇指的指腹按压穴位，成圈状按摩，持续二三分钟左右，孩子的疼痛感自然会有所缓解。

按小海，强健孩子心脏

小海，经穴名，出自《灵枢·本输》。"海"，指穴内气血场覆盖的范围广阔如海。因为小肠与胃相连，胃为水谷之海，又以六经为川，肠胃为海，此处穴位是小肠经脉气汇合之处，比喻小肠之海，气血场的范围极大，所以叫做小海。本穴物质为支正穴传来的天部之气，至本穴后为聚集之状，而后以云气的方式存在，覆盖的范围巨大如海，也含有一定的水湿。因为此穴是小肠经经气的汇合之处，气血物质的运行缓慢，所以在五行中属土。该穴位属于小肠经经脉的穴道，位于人体的肘内侧，当尺骨鹰嘴与肱引内上髁之间的凹陷处。

中医认为，如果小肠吸收营养不良，具有造血功能障碍以及贫血等疾病，就可以通过按摩小海穴来得到缓解。长期按摩小海穴，对于肘臂痛，肩、肱、肘、臂等部位的肌肉痉挛，以及头痛、眼睑充血，听觉麻痹，寒热齿龈肿、下腹痛、四肢无力等病症，都有很好的调理和保健功能。如果再配合按摩手三里穴，能够活血舒筋，治疗肘臂疼痛等。

除此之外，日常生活中，父母经常给孩子按摩小海穴，可以增强孩子的心脏功能，强健孩子身体。此外，经常面部气色不佳，贫血，下蹲后站立时容易感到眼前昏黑、有眩晕感的孩子，父母长期按压孩子此处穴位，对于小肠吸收营养，让气血循环到脸部，也具有很好的改善作用。

按摩小海穴的方法很简单，具体的按摩方法如下：

（1）让患儿伸臂屈肘向头，上臂与前臂约成90°。

（2）父（母）用手轻握孩子肘尖，用大拇指的指腹垂直向孩子两骨间触压揉按，直到孩子感觉酸胀为止。

（3）为孩子按摩小海穴时间不必过长，每次按摩二三分钟即可。

消炎止痛，肩贞常用

肩贞，经穴名，出自《素问·气穴论》。"肩"的意思是指穴位所在的部位是肩部；"贞"在中国古代是指贞卜、问卦的意思。该穴名意指小肠经气血由此上行阳气所在的天部层次。此处穴位的物质为小海穴蒸散上行的天部之气，上行到此处穴位后，此气冷缩、量少势弱，于是，气血物质的火热之性对天部层次的气血的影响作用就不确定，如同需要问卜求卦一样，所以叫做"肩贞穴"。此穴属于手太阳小肠经穴。在肩关节后下方，臂内收时，腋后纹头上0.7寸（指寸）处。

中医认为，按压此处穴位，不仅可以醒脑聪耳、通经活络，而且对肩胛疼痛、手臂不举、上肢麻木、耳鸣、耳聋、齿疼、瘰疬，以及肩关节周围炎等病症，都具有比较好的疗效。如果再配合按摩肩髃穴、肩髎穴，还可以治疗肩周炎等。

日常生活中，学龄后的孩子习惯于坐着学习，久坐不动，久而久之，极有可能导致双肩血脉运行不畅，促使肌肉僵硬，并导致肩膀疼痛难忍。

此时，如果不注意运动、休息、调理，或者肩膀疼痛得不到及时治疗，那时间久了，孩子自然就会患上肩周炎等疾病。此时，为了使孩子肩膀疼痛的症状得到缓解，父母应该适当为孩子按摩肩贞穴。具体的按摩方法如下：

（1）先让孩子背对自己站着，双肩自然下垂。

（2）让孩子双臂互抱，双手伸向腋后，中指的指腹所在的腋后纹头之上，此处即为肩贞穴。

（3）父（母）用中指的指腹按压位于左右两侧的肩贞穴，直到孩子感到酸痛为止。

肩中俞让孩子的呼吸系统更健康

　　肩中俞，经穴名，出自《针灸甲乙经》。"肩"，在这里是指此处穴位所在的部位是肩胛部；"中"，这里指肩脊中穴部；"俞"，输的意思。"肩中俞"的意思是指人体胸内部的高温水湿之气从本穴外输小肠经。而本穴位处肩脊中穴部，内部为胸腔，因为本穴有地部孔隙与胸腔相通，胸腔内的高温水湿之气从本穴外输入小肠经，所以叫做"肩中俞"。该穴位属手太阳小肠经。在背部第七颈椎棘突下，旁开1.5寸。

　　中医认为，长期按压此处穴位，不仅可以解表宣肺，还可以有效治疗一些呼吸系统的疾病，如支气管炎、哮喘、咳嗽、支气管扩张等。此外，按摩此处穴位，对视力减退、目视不明、肩背疼痛等症状，具有明显改善作用。如果在此基础下，再配合按摩肩外俞穴、大椎穴、肩髎穴、外关穴，还可以舒筋止痛，治疗肩背疼痛等。

　　所以，为了孩子的呼吸系统更健康，父母应该适当为孩子按摩肩中俞穴。具体的按摩方法如下：

　　（1）先让孩子用双手的手掌心朝向颜面，沿着脖颈处，伸向背部。

　　（2）父（母）用小指挨着孩子的颈项，用中指指腹按压肩中俞所在部位直到孩子有酸胀感为止。

　　（3）父（母）对左右两侧穴位分别揉按，时间控制在二三分钟左右。

颧髎让孩子的面部远离疼痛

颧髎，经穴名，出自《针灸甲乙经》。在《千金要方》中为"权髎"。"颧"，颧骨的意思，指穴位所在的部位；"髎"，孔隙的意思。该穴名意指小肠经气血在此冷降归地，并由本穴的地部孔隙内走小肠经体内经脉。本穴物质为天容穴传来的水湿云气，至本穴后水湿云气冷降于地，并由本穴的地部孔隙内走小肠经体内经脉，所以叫做"颧髎"。颧髎别名"兑骨"，兑骨的意思是指此穴的气血物质为天部的凉湿水气。该穴位属手太阳小肠经，位于人体面部，颧骨尖处的下缘凹处，大约与鼻翼下缘平齐，即当目外眦直下，颧骨下缘凹陷处。

中医认为，此穴位对于治疗上颌牙痛，具有非常明显的效果，长期按压这个穴位，对于三叉神经痛、颜面神经麻痹，以及痉挛（口眼歪斜）、眼睑跳动等疾病，具有非常好的调理和保健功能。此外，如果配合按摩地仓穴、颊车穴、合谷穴，还可以治疗口歪和齿痛。

所以，在日常生活中，当你的孩子眼皮和下眼袋偶尔出现不由自主的跳动，或者受了风寒后，引起颜面神经麻痹、痉挛、疼痛，以及三叉神经疼痛，痛不可忍，甚至最轻微的触摸似乎都无法忍受时，身为父母的你应适当为其按摩颧髎穴，可使情况得到改善。具体的按摩方法如下：

（1）首先让孩子正坐，目视前方，口唇稍微张开。

（2）父（母）轻举双手，指尖朝上，掌心朝向孩子面颊。

（3）父（母）用大拇指的指尖垂直按压穴道，按压的时候，力道稍微由下往上轻轻揉按，直到孩子觉得酸胀为止。

（4）左右两侧，每次各按揉二三分钟，也可以两侧穴位同时按揉。

按摩听宫，孩子耳朵聪灵听力好

听宫，经穴名，出自《黄帝内经·灵枢·刺节真邪》。"听"，闻声；"宫"，宫殿。该穴名意指小肠经体表经脉的气血由本穴内走体内经脉。

本穴物质为颧髎穴传来的冷降水湿云气，到达本穴后，水湿云气化雨降地，雨降强度比颧髎穴大，犹如可闻声，而注入地之地部的经水又如同流入水液所处的地部宫殿，所以名"听宫"。

听宫穴也叫做"多闻"、"多所闻"，意思是此穴气血流入地之地部为空洞之处，产生的回声既响又长。听宫属于手小肠经经脉的穴道，在耳屏正中前，张口后的凹陷处。

中医认为，经常按摩此穴位，可以治疗耳朵及听觉有关的各种疾病，如耳鸣、耳聋、中耳炎、外耳道炎等。

据北宋天圣年间翰林医官王惟一所著《针灸铜人》记载："治耳聋如物填塞、无所闻等。"此外，长期坚持按摩这个穴位，对于治疗失声、牙齿疼痛、癫痫、心腹痛、三叉神经疼痛、头痛、目眩头晕等病症，都有良好的效果，如果配合按摩翳风穴、中渚穴，还可以治疗耳鸣、耳聋。

日常生活中，如果孩子有耳鸣、重听、听力障碍等，父母都可以适当为其按摩听宫穴，具体的按摩方法如下：

（1）让孩子正坐，目视前方，口微微张开。

（2）父（母）举起双手，手指尖朝上，手掌心向前，用大拇指的指尖垂直，并且轻轻插入孩子耳屏前面的凹陷正中处，直到孩子有刺痛感为止，这时父（母）轻轻用大拇指的指尖揉按穴位。

（3）父（母）为孩子按摩此穴位时力度要适中，每次按揉二三分钟，当然，也可以同时按揉两侧的穴位。

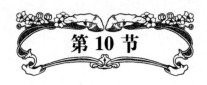

第 10 节

足太阳膀胱经护佑孩子全身

睛明穴，还孩子一个明亮的世界

睛明："睛"，指穴位所在部位及穴内气血的主要作用对象为眼睛；"明"，光明之意。该穴名意指眼睛接受膀胱经的气血而变得光明。此穴为太阳膀胱经之第一穴，其气血来源为体内膀胱经的上行气血，乃体内膀胱经吸热上行的气态物所化之液，亦即是血。膀胱经之血由本穴提供于眼睛，眼睛受血而能视，变得明亮清澈，所以叫做"睛明"。睛明属于足太阳膀胱经，位于目内眼角外一分处，鼻梁旁的凹陷处。

中医认为，适当按摩此穴可以治疗各种眼病，对眼睛具有去眼翳、镇痛、消肿、止泪、止痒的作用，能令眼睛明亮。此外，长期按摩这处穴位，对儿童假性近视、轻度近视、散光、夜盲症、迎风流泪等眼疾，具有非常明显的调理、改善和保障作用。

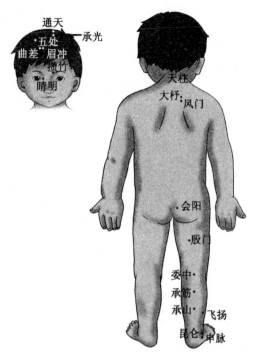

小儿膀胱经上的主要穴位

所以，当你发现孩子的眼睛有视力不佳、眼前如有薄雾、双眼畏光、迎风流泪、眼睛酸涩、双眼红肿等不适症状时，只要经常给孩子按摩这处穴位，就会有所改善。具体的按摩方法如下：

（1）先让孩子正立，轻闭双眼。

（2）父（母）用大拇指的指甲尖轻轻掐按孩子鼻梁旁边与内眼角的中点，在骨上轻轻前后刮揉，直到孩子有酸胀的感觉为止。

（3）为了使孩子的眼睛更明亮，父（母）需要长期坚持为孩子按摩此穴，分别刮揉左右两穴位各二三分钟左右，当然，也可以两侧穴位同时刮揉。

常按眉冲穴，眩晕都退却

眉冲，经穴名，出自《脉经》。"眉"，眼眶上的毛发，其色黑，此指穴内的气血物质为寒冷的水湿之气。"冲"，冲射。该穴名意指膀胱经气血在此吸热向上冲行。本穴气血为攒竹穴传来的水湿之气，上行至本穴后散热冷缩，受外部所传之热寒冷水气复又胀散，胀散之气则循膀胱经向上冲行，所以叫做眉冲。眉冲别名"小竹"，属足太阳膀胱经，位于头部，当攒竹直上入发际0.5寸，神庭与曲差连线之间。

中医认为，按摩眉冲穴，不仅可以宁神通窍、止痛通络，还能有效治疗头痛、眩晕、鼻塞、癫痫等病症，此外，如果配合按摩太阳穴，还可以治疗头痛。

所以，在日常生活中，如果你的孩子偶感风寒，感到头痛、鼻塞等，或者在其感到眩晕的时候，可以轻轻按揉一下孩子的眉冲穴，就能使病情得以缓解。具体的按摩方法如下：

（1）父（母）将双手的中指伸直，其他手指弯曲，将中指的指腹放在孩子眉毛内侧边缘处，并沿着直线向上推，指腹直入发际，此时指头所指部位就是眉冲穴。

（2）父（母）用中指的指腹揉按穴位，用力适度，分别揉按左右穴位，或者两穴位同时揉按，每侧穴位各按揉二三分钟即可。

曲差可治孩子鼻疾

曲差，经穴名，出自《针灸甲乙经》。"曲"，隐秘的意思；"差"，派遣的意思。该穴名意指膀胱经气血由此穴位输送到头上的各个部位。此穴位中的物质是眉冲穴传来的水湿之气，到达这里后，进一步吸热胀散，并输送至头上各部位。但是，因为它的气血水湿成分少，呈若有若无之状，所以名"曲差"。曲差别名"鼻冲"，"鼻"，肺之所主，言穴内物质为气；"冲"，冲行。此穴属足太阳膀胱经，位于人体头部，当前发际正中直上0.35寸，旁开1.1寸，即神庭穴与头维穴连线的内1/3与中1/3的交点处。

中医认为，曲差穴对鼻塞、头痛、目视不明具有良好的治疗作用。不过，这个穴位主要对治疗鼻疾有一定的特殊疗效，例如鼻塞、流鼻涕、鼻炎等。如果孩子感到自己的鼻子不舒服，或者孩子在不小心感冒之后，感到鼻塞不通，或者不断地流鼻涕，此时，你只需要给孩子按揉曲差穴，就能够让病情得到减轻，感到舒适不少。具体的按摩方法如下：

（1）父（母）先将一只手的手掌心朝孩子面部，中间三指并拢，其他两指弯曲，将无名指的指腹入孩子前发际，放在发际的正中处，此时食指指尖所在之处就是曲差穴。

（2）父（母）用食指的指腹，以适当的力度按压穴位，再以同样的方法按压另一侧穴位，左右分别按压两穴位，也可以两处穴位同时按压，每次各按压二三分钟即可。

按五处，轻松治愈小儿癫痫惊风

五处，经穴名，出自《针灸甲乙经》。"五"，指东、南、西、北、中五个方位；"处"，处所的意思。该穴名意指此处穴位的气血来自头上的各部位。

此处穴位的气血本来应该由曲差穴提供，但是因为曲差穴的气血受热后散于膀胱经之外，所以基本上没有物质再传入本穴，于是，此穴的气血就由头上各部位的气血汇入，因此名"五处穴"。

"五处穴"也被称为"巨处"。"巨"，巨大的意思；"处"，处所的意思；"巨处"就是指此处穴位的气血来自穴外的广阔天部。五处在《医学入门》中为"巨处"，属足太阳膀胱经。此穴位位于人体的头部，当前发际正中直上0.7寸，旁开1.1寸处。

中医认为，这处穴位的功效与眉冲穴、曲差穴差不多，按摩此穴位，不仅可以宁神止痛、活血通络，还能够有效治疗头痛、目眩、癫痫等疾病。如果遇到小儿惊风时，按摩这个穴位，能迅速缓解小儿惊风的症状，使孩子及时得到救治，而且配合按摩合谷穴、太冲穴，可治疗头痛、目眩。

所以，当孩子患上癫痫惊风时，父母可以适当为其按摩此穴，具体的按摩方法如下：

（1）父（母）伸出一只手，中间三指并拢，其他两指弯曲，手掌心朝向孩子面部。

（2）父（母）的无名指第一关节全入孩子发际，放于发际之上正中处，此时食指指尖所在之处就是五处穴。

（3）父（母）用同样的方法找出另外一个穴位，并以适当的力度，用食指的指腹揉按此穴位，左右两穴位分别揉按二三分钟即可。

承光清热止痛，孩子更快乐

承光："承"，受的意思；"光"，亮、阳、热的意思。该穴名意指膀胱经气血在这个穴位进一步受热胀散。此处穴位物质是从五处穴传来的凉湿水气，到达本穴后，进一步受热胀散，犹如受之以热一样，所以名"承光"。该穴位位于人体头部，当前发际正中直上2寸，旁开1.1寸处。

中医认为，按摩承光穴，不仅可以清热明目、祛风通窍，而且对头痛、目眩、鼻塞、热病具有特殊的疗效，能够使疾患的症状得到改善。此外，只要长期坚持按压这个穴位，就能够对面部神经麻痹、角膜白斑、鼻息肉、鼻炎、内耳眩晕症等疾病有治疗作用。

为了帮助孩子清热止痛，父母可以适当为孩子按摩此穴位，具体的按摩方法如下：

（1）父（母）将手的四指并拢，拇指抬起，将小指放在孩子前发际正中处，找出食指的指腹的位置，并以此为基点。

（2）父（母）把手中指与食指并拢，中指的指腹放在基点处，此时食指指尖所在的位置就是承光穴；接着用同样的方法找出另外一侧的穴位。

（3）父（母）用食指的指腹按压穴位，两侧穴位分别按揉二三分钟即可。

通天令孩子鼻内畅通无阻

通天："通"，通达；"天"，天部。该穴名意指膀胱经气血由此上行天部。本穴气血来自承光穴的水湿之气，至本穴后此水湿之气所处为天之下部，与头部的阳气不在同一层次，经由本穴吸热后才上行至与头部阳气相同的天部层次，所以叫通天。通天的别名有很多，如"天臼"、"天伯"、"天目"、"天白"、"天日"、"天归"、"天旧"。该穴位位于人体的头部，当前发际正中直上 3 寸，旁开 1.1 寸。

中医认为，按摩通天穴，不仅可以清热除湿、通窍止痛，而且对头痛、眩晕、鼻塞、鼻衄具有明显的治疗作用。如果配合按摩迎香穴、上星穴，还有清热通利鼻窍，治疗流鼻涕、鼻疮的作用。

所以，当孩子鼻塞不通气时，父母可以适当为其按摩此穴，具体的按摩方法如下：

（1）父（母）应该五指并拢，将小指放在孩子前发际正中处，找出拇指指尖所在的位置，并以此为基点。

（2）父（母）把手的中指和食指并拢，中指的指腹放在基点处，此时食指指尖所在的地方就是通天穴。

（3）用同样的方法找出孩子另外一侧的穴位，并以适当的力度按摩此穴位，每次二三分钟即可。

攒竹消除疲劳，令孩子的眼睛更亮

攒竹："攒"，聚集；"竹"，山林之竹。该穴名意指膀胱经湿冷水气由此吸热上行。本穴物质为睛明穴上传而来的水湿之气，因其性寒而为吸热上行，与睛明穴内提供的水湿之气相比，由本穴上行的水湿之气量小，如同捆扎聚集的竹竿小头一般（小头为上部、为去部，大头为下部、为来部），所以叫攒竹。攒竹穴有很多别名，如眉本、眉头、始光、夜光、明光、光明穴、眉中。"眉本"的意思是指此处穴位气血的强弱关系到眉发的荣枯。"始光"的意思是说膀胱经气血在此处由寒湿之状变为阳热之状。该穴位于面部，当眉头陷中，眶上切迹处。

中医认为，按摩此穴不仅对急慢性结膜炎、泪液过多、眼睑震颤、眼睛疼痛等症状都有明显的疗效，而且可以缓解视力不清、眼睛红肿等症状。此外，长期按摩此穴位，对风热、痰湿引起的脑昏头痛、眉棱骨痛等具有明显的调理和改善作用。

所以，当孩子感到眼睛疲劳时，父（母）可以适当为其按摩此穴位，具体的按摩方法如下：

（1）先让孩子仰卧，父（母）双手的手指交叉，指尖向前，两个大拇指的指腹相对，由下往上向眉棱骨轻轻按压，直到孩子感觉酸胀为止。

（2）为了更快地达到效果，父（母）也可同时为孩子按揉左右两个攒竹穴。

天柱让孩子的头脑更清楚

天柱："天"有两个意思，一是指穴位内的物质为天部阳气，二是指穴位内的气血作用于人的头颈；"柱"，支柱的意思，支撑重物的坚实之物，比喻穴位内气血饱满坚实。该穴名意指膀胱经的气血在此穴位呈坚实饱满之状。

本穴位内的气血是汇聚膀胱经背部各腧穴上行的阳气所致，其气强劲，充盈头颈交接之处，颈项受其气乃可承受头部重量，如同头上的支柱一样，所以名"天柱"。

天柱穴属足膀胱经经脉的穴道，位于后头骨正下方凹陷处，就是脖颈处有一块突起的肌肉（斜方肌），此肌肉外侧凹处，后发际正中旁开约1.5厘米左右。

中医认为，按摩天柱穴不仅对后头痛、颈项僵硬、肩背疼痛、血压亢进、脑出血、鼻塞、嗅觉功能减退等具有疗效，而且能改善视力衰弱、视神经萎缩、眼底出血等症状，时间长了还可以使头脑反应敏锐，增强记忆力，调整并改善内脏机能。

所以，为了让孩子的头脑更清楚，反应更敏锐，父母可以适当为其按摩天柱穴。具体的按摩方法如下：

（1）先让孩子背对自己坐着，父（母）双手举起，抬肘，掌心朝前，向着孩子的后头部。

（2）父（母）指尖朝上，用大拇指的指腹，从下而上按进孩子颈后枕骨下，大筋外两侧凹陷处，轻轻揉按直到孩子有酸痛的感觉为止。

（3）为了更快地达到效果，父（母）可以同时为孩子按揉两侧的天柱穴，但是一定要掌握好力度，另外，每次按揉的时间以二三分钟为宜。

大杼可预防孩子颈椎病

大杼："大"，大、多；"杼"，古指织布的梭子。该穴名意指膀胱经水湿之气在此吸热快速上行。本穴物质为膀胱经背俞各穴吸热上行的水湿之气，至本穴后虽散热冷缩为水湿成分较多的凉湿水气，但在本穴的变化为进一步的吸热胀散并化为上行的强劲风气，上行之气中水湿如同织布的梭子般向上穿梭，所以叫大杼。大杼的别名有"背俞"、"本神"、"百旁"、"百劳"、"骨会"等。该穴位属足太阳膀胱经穴，位于人体背部，当第一胸椎棘突下，旁开1.5寸。

中医认为，按摩此穴位，不仅可以清热除燥、止咳通络，而且能够有效治疗咳嗽、发热、肩背痛等疾病。此外，经常按摩此穴位，还能有效预防颈椎病、肩背痛等。

如果父母想帮助孩子预防颈椎病，就可以适当按摩此穴。具体的按摩方法如下：

（1）先让孩子背对自己坐，头微微向前俯，父（母）双手举起，掌心向前，食指和中指并拢，其他手指弯曲，并越过肩伸向背部。

（2）父（母）将中指的指腹放在孩子颈椎末端最高的骨头尖（第七颈椎）下的棘突（第一胸椎的棘突）下方，此时食指指尖所在的部位就是大杼穴。

（3）让孩子举手抬肘，父（母）用中指的指腹按压，每次左右两侧穴位各按揉二三分钟，也可以两侧穴位同时按压，这样效果会更快一些。

风门是治疗孩子感冒的必走之"门"

风门:"风",言穴内的气血物质主要为风气;"门",出入的门户。该穴名意指膀胱经气血在此化风上行。

本穴物质为膀胱经背俞各穴上行的水湿之气,至本穴后吸热胀散化风上行,所以叫风门。风门穴也叫做"热府"、"背俞",本穴物质为背俞各穴传来,性湿热,与小肠经气血同性,故为手足太阳之会。风门穴属足太阳膀胱经穴,位于人体背部,当第二胸椎棘突下,旁开1.5寸。

中医认为,按摩这个穴位,不仅可以宣通肺气、调理气机,而且能够有效治疗各种风寒感冒发热、恶寒、咳嗽、支气管炎等疾病。此外,按摩此穴位对预防感冒、头颈痛、胸背痛、荨麻疹、呕逆上气等病症,都具有很好的保健和调理作用。

风门穴的主治疾病为:感冒、颈椎痛、肩膀酸痛等。强力按压此穴位,能促进组织的发达,使身心一面作用旺盛,一面控制体内钙与磷的代谢。

所以,当孩子不小心感冒时,父母可以适当为其按摩此穴,具体的按摩方法如下:

(1)先让孩子正坐,头微微向前俯,父(母)举起双手,掌心向后。

(2)父(母)将食指和中指并拢,其他手指弯曲,越过孩子肩部伸向背部,将中指的指腹放置在大椎下第二个凹陷的中心,此时父

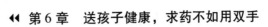
（母）食指指尖所在的位置就是风门穴。

（3）父（母）用中指的指腹按揉穴位，每次左右两侧穴位各按揉二三分钟，或者两侧穴位同时按揉。

但是，如果孩子的感冒十分严重，父母除了该给孩子按摩风门穴外，还应该及时带孩子就医，以免贻误病情。

会阳可消除孩子的痔疮烦恼

会阳："会"，会合、交会；"阳"，阳气。该穴名意指膀胱经经气由此会合督脉阳气。

本穴物质为下髎穴传来的地部剩余经水，其量也小，至本穴后吸热气化为天部之气，此气与督脉外传的阳气会合后循膀胱经散热下行，穴内气血的变化特点是天部的阳气相会，所以叫会阳。会阳穴也叫做"利机"，"利"，便利；"机"，机关、巧妙。利机名意指本穴向臀部输送阳气。

会阳穴物质为膀胱经与督脉的阳气会合而成，阳热之气不光循膀胱经而传输，亦向穴外的臀部传输，臀部受此阳热之气后方能灵活自如，如同方便的活动机关一般，所以叫利机。此穴位位于人体的骶部，尾骨端旁开0.35寸处。

中医认为，按摩这个穴位，具有散发水湿、补阳益气的作用；经常按压这个穴位，对泄泻、便血、痔疮都具有很好的疗效；配承山穴治疗痔疮；配曲池穴、血海穴，有祛风除湿、活血止痒的作用，能够治疗瘙痒症状；配百会穴、长强穴，有升阳固脱的作用，能够治疗脱肛、痔疮等症状。

所以，当孩子患上痔疮，痛苦难忍时，父母可以适当为其按摩此穴，具体的按摩方法如下：

（1）父（母）双手向孩子背后，手掌心朝向背部，中指伸直，其他手指弯曲，将中指的指腹放在尾骨端两旁。

（2）父（母）用中指指腹按压此穴，直到孩子有酸痛感。

（3）为了更好更快地消除孩子的痔疮烦恼，父（母）可以同时为孩子按摩左右两侧的穴位，每次按摩二三分钟即可。

殷门帮孩子轻松解决小儿麻痹后遗症

殷门穴是足太阳膀胱经的穴位，"殷门"的意思是指膀胱经的地部水湿在这个穴位大量气化。因此这处穴位的物质是承扶穴脾土中外渗至本穴的地部水湿，在此穴位，水湿分散于穴位周围并且大量气化，气血物质显得很充盛，所以名"殷门"。此穴位位于人体的大腿后面，当承扶穴与委中穴的连线上，在承扶穴下4.5寸处。

中医认为，按摩、敲打殷门穴，可以舒筋通络、强腰膝；经常按摩、敲打这个穴位，可以治疗神经系统的疾病，如坐骨神经痛、下肢麻痹、小儿麻痹后遗症等，对腰背痛、股部炎症等，也具有明显的调理和改善作用；如果配合按摩大肠俞穴、肾俞穴、委中穴，还有健腰补肾、舒筋活络的作用。

所以，当孩子患上小儿麻痹症后遗症时，父母应该经常为其按摩此穴。具体的按摩方法如下：

（1）先让孩子俯卧，父（母）双手四指并拢，放在孩子大腿后正中，臀部与膝盖的中间位置偏上处，大拇指所指的位置就是殷门穴。

（2）父（母）四指并拢，用大拇指指腹按揉这个穴位。

（3）为了提高效率，父（母）可以左右两侧的穴位同时按摩，每侧各按揉二三分钟即可。

孩子腰痛背痛求委中

委中，穴位名，"委中"的意思是指膀胱经的湿热水汽在这里聚集。

此穴物质是膀胱经膝下部各穴上行的水湿之气，吸热后的上行之气，在穴中呈聚集之状，因此称"委中"。委中也叫"腘中"、"郄中"、"血郄"。在五行中，此穴属土。因为此穴位物质为天部的湿热水汽，在本穴为聚集之状，有土的不动之义，所以属土。委中穴位于人体的腘横纹中点，当股二头肌腱与半腱肌肌腱的中间；委中穴在腘窝正中，有腘筋膜，在腓肠肌内外头之间。该穴为人体足太阳膀胱经上的重要穴道之一，该穴按摩疗法能治疗骨折伤痕等后遗症、增强性活力的指压法等。

中医认为，按摩这个穴位，不仅可以通络止痛、利尿祛燥，而且对腰背、腿部的各种疾病，如腰腿无力、腰痛、腰连背痛、腰痛不能转侧等，都有良好的疗效。此外，长期按摩这个穴位，能够有效治疗四肢发热、热病汗不出、小便难，以及中暑、急性胃肠炎、坐骨神经痛、小腿疲劳、颈部疼痛、下肢瘫痪、臀部疼痛、膝关节疼痛、腓肠肌痉挛等病症。

所以，如果孩子腰痛背痛父母就可以为其按摩此穴，具体的按摩方法如下：

（1）先让孩子俯卧，父（母）将双手轻握孩子大腿两侧、大拇指在上，其余四指在下。

（2）父（母）将大拇指放在孩子膝盖里侧，即腿弯的中央部位，用大拇指按压所在之处，直到孩子产生酸痛感为止。

（3）父（母）用自己的大拇指指腹，向内用力按揉，每次左右两侧穴位各按摩二三分钟，为提高效率，也可以两侧同时按摩。

按摩承筋，孩子的小腿不再痉挛

承筋："承"，承受的意思；"筋"，肝所主的风。该穴名意指膀胱经的上行阳气在此穴位化风而行。这个穴位的物质为膀胱经足下部各穴上行的阳热之气，至本穴后为风行之状，所以名"承筋"。"承筋穴"也称"腨肠"、"直肠"，意思是说本穴的气血物质与大肠经的气血物质的特性相同。承筋穴位于人体的小腿后面，当委中穴与承山穴的连线上，腓肠肌的肌腹中央，委中穴下3.5寸处。

中医认为，按摩承筋穴，不仅可以舒筋活络、强健腰膝、清泻肠热，而且对小腿痛、腓肠肌痉挛、腰背疼痛、急性腰扭伤、痔疮、脱肛、便秘都具有良好的疗效。此外，长期按摩此穴位，还可以治疗下肢麻痹、坐骨神经疼痛等疾病。

所以，当孩子小腿痉挛时，父母可以适当为其按摩此穴位，具体的按摩方法如下：

（1）先让孩子俯卧，父（母）一只手的四指并拢，把拇指放在孩子同侧腿的膝盖后腿弯处。

（2）父（母）的手背贴着孩子的小腿肚，此时父（母）小指所在的小腿后部肌肉的最高点就是承筋穴。

（3）父（母）用手轻轻握住孩子的小腿侧部，拇指在孩子的小腿后，四指在其腿侧，用拇指的指腹按揉此穴，可以左右两个穴位同时按揉，每次按揉二三分钟即可。

飞扬可帮孩子除头痛

飞扬："飞"，指穴内物质为天部之气；"扬"，指穴内物质扬而上行。该穴名意指膀胱经气血在此处吸热上行。

"飞扬穴"也叫"厥阳穴"、"厥阴穴"、"厥扬穴"。"厥阳"的意思是指膀胱经气血在此处上扬；"厥阴"的意思是指本穴上扬的气血物质为膀胱经的湿寒水汽，而不是真正的阳热之气。

这个穴位是膀胱经络穴。此穴位气血为吸热上行的水湿之气，它不光在膀胱经上行，同时也向外扩散于与膀胱经相表里的少阴肾经，所以名为膀胱经络穴。

飞扬位于小腿后面，外踝后，昆仑直上5寸，承山穴外下方0.7寸处。

中医认为，按摩飞扬穴具有很好的治疗作用，比如按摩此穴可以清热安神、舒筋活络，可以治疗头痛、目眩、腰腿疼痛、痔疾等疾患；可以治疗风湿性关节炎、癫痫；配合按摩委中穴，还可治疗腿痛；此外，体内上火、流鼻水、鼻塞时，轻轻敲打此穴位，也可起到缓解症状的作用。

所以，当孩子头痛时，父母不必急着为其找止疼药，可以适当为其按摩飞扬穴，具体的按摩方法如下：

（1）让孩子仰卧，膝盖稍微向内倾斜，父（母）将手的食指和中指并拢，其他手指弯曲。

（2）父（母）用食指和中指的指腹顺着跟腱外侧的骨头向上摸，

在孩子小腿肌肉的边缘即是飞扬穴。

（3）用同样的方法找到孩子另一侧的穴位，再分别用食指和中指的指腹按揉孩子左右两侧穴位，每次按揉二三分钟，这样就能很快帮孩子除头痛，恢复健康。

昆仑让孩子睡得更安稳

昆仑：广漠无垠的意思，该穴名意指膀胱经的水湿之气在这里吸热上行。本穴物质是膀胱经经水的汽化之气，性寒湿，由于足少阳、足阳明二经外散之热的作用，寒湿水气吸热后也上行并充斥于天之天部，穴中各个层次都有气血物质存在，就像广漠无垠的状态一样，所以名"昆仑"，也称"上昆仑穴"。此穴位于脚踝外侧，在外踝顶点与脚跟相连线的中央点，即或足外踝后方，当外踝尖与跟腱之间的凹陷处。

中医认为，按摩昆仑穴，不仅可以消肿止痛、散热化气，而且对于腿足红肿、脚腕疼痛、脚踝疼痛、踝关节及周围软组织疾病等都具有很好的疗效。除此之外，按摩此穴位还能够缓解头痛、目眩、肩痛、腰背痛等症状，更有利于小儿睡眠。

父母在帮孩子按摩昆仑穴时，具体的按摩方法如下：

（1）先让孩子仰卧，双腿趋向自己的身体。

（2）父（母）用手，四指在下、掌心朝上扶住孩子脚跟底部，大拇指弯曲，用指节从上往下轻轻刮按，直到孩子有疼痛的感觉为止。

（3）在整个按摩过程中，父（母）不要太过用力，并且每次刮按的时间都掌握在二三分钟左右，可两侧同时刮按。

申脉帮孩子宁神止痛不眩晕

申脉："申"，八卦中属金，此指穴内物质为肺金特性的凉湿之气；"脉"，脉气。

申脉穴名意指膀胱经的气血在此变为凉湿之性。本穴物质为来自膀胱经金门穴以下各穴上行的天部之气，其性偏热（相对于膀胱经而言），与肺经气血同性，所以叫申脉。

申脉也叫"鬼路"，"鬼"，与天相对，指穴内的气血物质为地部经水；"路"，道路。该穴名意指穴内气血为地部经水。本穴物质一是金门穴以下各穴上行的水湿之气，二是昆仑穴下行而至的地部经水，鬼路名意指在强调穴内气血的经水部分，所以叫鬼路。

阳跷：阳，阳气也；跷，跷脉也。本穴物质中既有天部的阳气，又有地部的经水，气血物质性同跷脉之性，故名跷脉。

申脉穴位于人体足外侧部，外踝直下方凹陷中。

中医认为，按摩申脉穴，不仅可以活血通络、宁神止痛，还能增强人体耐受性，治疗怯寒症。

此外，长期按摩此穴位，对头痛、眩晕、癫痫、腰腿酸痛、目赤肿痛、失眠等症状，也有较好的治疗、调理与保健作用，并且中医临床证明，经常按摩此穴位可以治疗踝关节扭伤、内耳眩晕、精神分裂症等疾病。

所以，当孩子头痛、眩晕时，身为父母的你应该适当为其按摩申脉穴，具体的按摩方法如下：

（1）先让孩子仰卧，其中一只腿靠近自己的身体，然后扶住孩子的脚跟底部，四指在下，掌心朝上，大拇指弯曲，指腹放在孩子外脚踝直下方的凹陷中，垂直按压直到孩子有酸痛感为止。

（2）每天早晚两次帮孩子按摩此穴，每次一两分钟，很快就能令孩子宁神止痛，并且不眩晕。

第 11 节

足少阴肾经滋养孩子脏腑

涌泉缓解孩子腰酸背痛

涌泉：经穴名，属足少阴肾经，位于足跖屈卷足时，在足心前三分之一的凹陷中。《灵枢经·本输》记载："肾出于涌泉，涌泉者，足心也。"涌泉穴是人体长寿大穴，经常按摩此穴，则肾精充足，耳聪目明，发育正常，精力充沛，性功能强盛，腰膝壮实不软，行走有力，并能治疗多种疾病，如头痛、休克、中暑、偏瘫、耳鸣、肾炎等。

中医认为"寒从足入"、"温从足入"，经常按摩涌泉穴能增强人体的免疫功能，提高抵抗传染病的能力，起到散热生气的作用。此外，长期按摩这个穴位，能够清热、开郁，治疗腰酸背痛等疾病。

所以，当孩子告诉你他腰酸背疼时，身为父母的你一定不能毫不理会，而要根据中医穴位治疗原理，适当帮孩子按摩涌泉穴，具体的按摩方法如下：

（1）先让孩子俯卧，脚掌尽量朝外，用手轻握住孩子的脚，四指放在孩子的脚背上，大拇指弯曲并放在孩子的涌泉穴上，用大拇指的指腹从下往上推按此穴位，直到孩子感觉到胀痛为止。

（2）坚持每天早晚各帮孩子按摩一次此穴，一定可以帮助孩子缓解腰酸背痛的症状。

筑宾解除孩子身上的"三分毒"

筑宾："筑"，通"祝"，为庆祝之意；"宾"，宾客。该穴名意指足三阴经气血混合重组后的凉湿水气由此交于肾经。本穴物质为三阴交穴传来的凉湿水气（足三阴经气血在三阴交穴混合后既无热燥之性亦无寒冷之性），性同肺金之气，由此传入肾经后为肾经所喜庆，本穴受此气血如待宾客，所以叫筑宾。筑宾属足肾经经脉的穴道，位于人体的小腿内侧，当太溪穴和阴谷穴的连线上，太溪穴上3.5寸处，腓肠肌肌腹的内下方。

中医认为，按摩此穴位不仅有散热降温的作用，还可以排毒，如药物中毒及其他毒素等。此外，如果配合按摩肾俞穴、关元穴、大敦穴、归来穴，还可以治疗水肿和疝气。

所以，在日常生活中，如果孩子生病了，父母不要随便给孩子吃西药。毕竟"是药三分毒"，即便暂时治愈了孩子的病情，也可能会在其体内埋下潜伏的毒性。所以，父母此时不妨适当帮孩子按摩一下筑宾穴，这样不仅可以化解孩子体内的化学毒素，而且对孩子可能患有的疾病有一定的缓解和调理作用。按摩的方法很简单，具体的按摩方法如下：

（1）让孩子仰卧。

（2）父（母）用一只手轻握孩子的脚，四指放在孩子脚背上，用大拇指的指腹从下往上推揉此穴位，直到孩子产生酸痛的感觉为止。

肓俞让孩子告别便秘痛苦

肓俞:"肓",心下膈膜,此指穴内物质为膏脂之类;"俞",输。该穴名意指胞宫中的膏脂之物由此外输体表。本穴物质为来自胞宫中的膏脂之物,膏脂之物由本穴的地部孔隙外输体表,故而得名。"肓俞"的意思是穴内外输气血物质为膏脂,混浊不清,有别于肾经经水应有的清。本穴物质既有肾经气血又有冲脉气血,所以为冲脉足少阴之会。肓俞属足肾经经脉的穴道,在人体腹中部,当脐中旁开0.5寸处。

中医古籍《针灸铜人》中记载,肓俞穴治疗大腹寒疝、大便干燥、腹中切痛等病症。当孩子的腹部受凉之后,腹痛如刀绞,而此时费力也拉不出大便来,即使

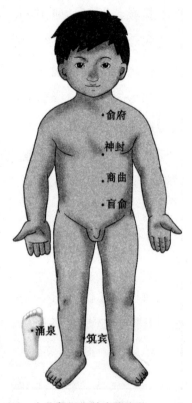

小儿肾经上的主要穴位

将大便勉强挤出来,也是像羊屎一样的干硬颗粒。如果你的孩子遇到这种情况,那么,只需要让他深深地吸气,同时帮其按摩肓俞穴位,就能够使情况得到改善。

中医认为,按摩肓俞穴不仅有积脂散热的作用,而且对胃痉挛、习惯性便秘、肠炎、腹痛绕脐、腹胀、痢疾、泄泻、疝气、腰脊疼

痛，都具有良好的疗效。此外，如果配合按摩天枢穴、足三里穴、大肠俞穴，还可治疗便秘、泄泻、痢疾等病。

当你的孩子腹部受凉出现一些不良的症状之后，你可以适当为其按摩肓俞穴位，相信很快能够使其病情得到好转。具体的按摩方法如下：

（1）先让孩子仰卧，父母举起两手，掌心向下，用中指的指尖垂直下按患儿肚脐旁的穴位。

（2）让孩子深深吸气，使得腹部下陷，父母用中指的指尖稍稍用力揉按穴位，直到孩子有热痛感为止。

有商曲帮忙，孩子便秘不用愁

商曲，经穴名，出自《针灸甲乙经》。"商"，漏刻；"曲"，隐秘。该穴名意指肾经冲脉气血在此吸热后缓慢上行。本穴物质为肓俞以下各穴上行的水湿之气，至本穴后散热冷缩，少部分水气吸热后循经上行，如从漏刻中传出不易被人觉察，所以叫商曲。商曲别名"高曲"，"高"，高处，天部之气；"曲"，隐秘。高曲名意指肾经冲脉的水气在此吸热后缓慢上行。该穴属足少阴肾经，位于上腹部，当脐中上2寸，前正中线旁开0.5寸。

中医认为，按摩此穴位不仅具有清热降温的功效，而且对腹痛、泄泻、便秘、肠炎、腹中积聚等不适症状，具有显著的疗效。此外，如果配合按摩中腕穴、大横穴，可治疗腹痛、腹胀等。

所以，身为父母，当你发现孩子患有便秘时，只要你根据中医穴位治疗原理，适当帮孩子按摩商曲穴，就能令孩子的便秘症状有所好转。具体的按摩方法如下：

（1）先让孩子正坐或者仰卧，父（母）举起手，掌心向下，用食指的指尖垂直下按孩子肚脐旁边的穴位。

（2）接着让孩子深深吸气，使得腹部下陷，父（母）再用食指的指尖稍微用力揉按穴位，直到孩子感觉热痛为止。

为了根治孩子的便秘，父母必须长期坚持帮孩子按摩此穴位，可以每天早晚各帮孩子按摩一次，每次一两分钟即可。

孩子咳嗽气喘就找神封

神封，经穴名，出自《针灸甲乙经》。"神"，与鬼相对，指穴内物质为天部之气；"封"，封堵的意思。神封"的意思是指肾经吸热上行的经气在这里散热冷缩。

本穴物质为步廊穴传来的水湿风气，到达本穴后，水湿风气势弱缓行，并散热冷缩，大部分冷缩之气不能循经上行，就像被封堵了一样，所以名"神封"。此穴属足少阴肾经，位于胸部，当第四肋间隙，前正中线旁开2寸。

中医认为，按摩神封穴位具有降浊升清的作用，长期坚持，对儿童咳嗽、气喘、胸胁支满、呕吐、不嗜饮食等疾患，也会有很好的治疗效果。此外，如果配合按摩阳陵泉穴、支沟穴、肺俞穴、太渊穴等，还可宣肺理气、止咳平喘、治疗胸胁胀痛等。

年轻的父母大多认为孩子咳嗽是小问题，吃点药片就好了，因此并不在意。其实，像咳嗽这种不起眼的小病更可能诱发隐藏在人体中的大病。学龄后的孩子大部分时间都在学校里，周遭人员众多，空气中夹杂着很多灰尘、细菌、病毒。当孩子咳嗽时，很容易将空气中的尘埃、细菌、病毒吸入肺部，从而引发肺部炎症，或者导致其他疾病。由此可见，即使咳嗽，父母也不应该将其忽视。在孩子咳嗽的时候，父母可以适当为其按摩神封穴，这样就能起到比较好的止咳效果。具体的按摩方法如下：

（1）先让孩子正坐着，父（母）将两只手的四指并拢，手掌心朝内，分别放在孩子的胸部边沿位置，此时，父（母）中指所在的部位就是神封穴。

（2）父（母）将两只手的四指并拢，轻轻按揉孩子胸部边沿的神封穴，一按一放，持续一至三分钟即可。

帮孩子快速止咳找俞府

俞府："俞"，输；"府"，体内脏腑。该穴名意指肾经气血由此回归体内。本穴是肾经体内经脉与体表经脉在人体上部的交会点，或中穴传来的湿热水汽在本穴散热冷凝归降地部后由本穴的地部孔隙注入肾经的体内经脉，气血的流注方向是体内脏腑，所以叫俞府。俞中者，其意与俞府同，中指内部。所以名"俞府"，也称"俞中穴"。

这里需要注意的是，肾经气血物质运行变化是体内气血由外出体表；自外出体表后，经水气化上行；自大钟穴后，寒湿水汽吸热上行；自大赫穴开始，受冲脉外传之热而水湿之气散热上行；自幽门穴开始，受胸部外传之热而上行；在灵虚穴，肾经气血达到了温度的最高点；从灵虚到俞府的经脉气血是降温吸湿而下行。

俞府属足肾经经脉的穴道，位于人体的上胸部位，人体正面正中左右三指宽处，锁骨正下方。

中医认为，长期按压俞府穴，对于肺充血、支气管炎、肋间神经痛、胸膜炎、咳嗽、胸中痛、久喘、呕吐、不嗜食、呼吸困难等病症，具有很好的调理和保健作用；如果配合按摩天突穴、肺俞穴、鱼际穴，还可治疗咳嗽、咽喉疼痛等。

所以，当发现孩子咳嗽不止时，父母一定要试着帮孩子按摩此穴，具体的按摩方法如下：

（1）先让孩子正坐或仰卧。

（2）父（母）举起双手，用大拇指的指尖垂直揉按胸前两侧、锁骨下穴位，直到孩子感觉到酸痛为止。

为了更好地帮助孩子止咳，父母最好坚持一段时间，例如每天早晚各帮孩子按摩三四分钟，相信孩子很快就不会再咳嗽了。

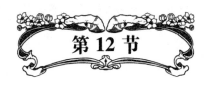

手厥阴心包经是保护孩子心主的安心大脉

天池让孩子全身焕发活力

天池："天"，天部的意思；"池"，储液之池。该穴名意指心包外输的高温水气在此处穴位冷凝为地部经水。这个穴位在乳头外侧，乳头为人体体表的高地势处，因此，这个穴位也位于高地势处，即天部。穴内物质又是心包经募穴膻中穴传来的高温水气，到达本穴后散热冷降为地部经水。本穴气血既处高位又为经水，所以名"天池"，也称"天会穴"。"天会"的意思是指心包经外输的高温水气在此会合。天池属手厥阴心包经经脉的穴道，位于人体的胸部，腋下2.2寸，乳中穴0.7寸处。

中医认为，长期按压天池穴对心脏外膜炎、脑充血、腋腺炎、肋间神经痛、目视不明、咳嗽、热病汗不出等病症，有很好的调理和保健作用。除此之外，按摩该穴位，还能有效缓解胸闷、心烦、气喘、胸痛、腋下肿痛、疟疾等症状。

　　所以，当你发现你的孩子很容易疲乏倦怠，就要注意了，要防止其心脏出现问题，千万别误把这种症状归咎为孩子睡眠不足。只要孩子有如上不适症状，作为父母的你就可以试着给孩子按压天池穴看看效果，或许能够使情况得到好转。具体的按摩方法如下：

　　（1）先让孩子正坐或仰卧，父（母）举起双手，掌心朝向孩子的胸前，四指相对，用大拇指的指腹向下垂直按压孩子乳头外一寸的穴位处，直到孩子感觉到酸痛为止。

　　（2）为了使孩子更快焕发活力，父（母）可以早晚各为孩子按摩此穴位一次，长期坚持一定可以取得不错的效果。

曲泽让孩子不再心神昏乱

曲泽："曲"，隐秘的意思；"泽"，沼泽的意思。该穴名意指心包经气血在此汇合。这个穴位是心包经的穴位，虽然心包经上、下二部经脉的经气在这里汇合并散热冷降，表现出水的润下特征，但是从天泉穴下传本穴位的经水仍然大量气化水湿，这个穴位就像热带沼泽一样生发气血，所以名"曲泽"。本穴物质一为天泉穴下传的地部经水和天部的冷湿水气，二为心包经肘以下各穴上行而至的水湿之气，上、下二部经脉的气血在本穴为汇合之状，是心包经合穴。曲泽属手厥阴心包经经脉的穴道，位于人体的肘横纹中，当肱二头肌腱的尺侧缘。

中医认为，按摩曲泽穴具有扩肝的功效，对于痉挛性肌肉收缩、手足抽搐、心胸烦热、头晕脑涨等病状非常有效。此外，曲泽穴还能治疗呕吐，清烦热，对心神昏乱、心悸、心肌炎、中暑等症状均有疗效。

日常生活中，如果孩子心神昏乱，父母可以适当为其按摩此穴，具体的按摩方法如下：

（1）先让孩子正坐伸肘，掌心向上，微曲约45°。

（2）父（母）用一只手轻轻握住孩子的肘尖，四指在外，大拇指弯曲，用指尖垂直按压孩子的曲泽穴，直到孩子感到酸胀为止。

内关帮你安抚孩子的胃

内关："内"，内部；"关"，关卡。该穴名意指心包经的体表经水由此穴位注入体内。本穴物质是间使穴传来的地部经水，流至本穴后，由本穴的地部孔隙从地之表部注入心包经的体内经脉，心包经体内经脉经水的气化之气无法从本穴的地部孔隙外出体表，如同被关卡阻挡住了一样，所以名"内关"，也称阴维穴。内关属手厥阴心包经经脉的穴道，在人体的前臂掌侧，从近手腕的横皱纹的中央，往上大约三指宽的中央部位。

《针灸甲乙经》中说："心澹澹而善惊恐，心悲，内关主之。"《千金方》中说："凡心实者，则心中暴痛，虚则心烦，惕然不能动，失智，内关主之。"内关穴也是心包经上的重要穴位之一。中医认为，这个穴位，对于由于饮食不洁、呕吐不止或者想吐又吐不出来等各种原因导致的身体不适，具有良好的疗效。所以，在中医古籍中，还有"吐，可不吐；不吐，可吐"的记载。经常按摩内关穴，可以有效预防和治疗婴儿呃逆现象的发生。除此之外，这个穴位对于晕车、手臂

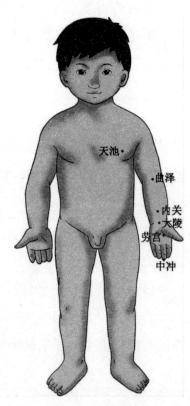

天池·

·曲泽

·内关
·大陵
劳宫

中冲

小儿心包经上的主要穴位

疼痛、头痛、眼睛充血、恶心想吐、胸肋痛、上腹痛、腹泻、胃痛、哮喘、偏头痛具有明显的改善和调理作用。

因此，当孩子的胃不舒服时，父母应该适当为其按摩此穴，具体的按摩方法如下：

（1）先让孩子正坐、手平伸、掌心向上。

（2）接着让孩子轻轻握拳，此时手腕后隐约可见两条筋。

（3）父（母）用一只手轻轻握住孩子手腕后，大拇指弯曲，用指尖或指甲尖垂直掐按孩子的内关穴，直到孩子感觉酸胀为止。

大陵让孩子口气清新每一天

大陵，经络穴位名，出自《灵枢·本输》。在《针灸甲乙经》名为太陵，别名鬼心。大，与小相对；陵，丘陵、土堆的意思。

"大陵"的意思是指随心包经经水冲刷下行的脾土物质在这里堆积。本穴物质为内关穴下传的经水与脾土的混合物，到达本穴后，脾土物质堆积如山，如同丘陵一样，所以名"大陵"，也叫"心主穴"、"鬼心穴"。"心主"的意思是穴内气血以气为主。

"鬼心"的意思是指脾土中的水湿在这个穴位气化为天部之气。本穴向外输出的是脾土中的气化之气，为心包经经气的重要输出之地，所以是心包经俞穴。

此外，本穴脾土中生发的干热之气性同心包经气血，为心包经气血的重要输出之源，所以也是心包经原穴。在五行中，这个穴位属土。该穴位位于人体的腕掌横纹的中点处，当掌长肌腱与桡侧腕屈肌腱之间。

中医认为，按摩大陵穴具有清心降火、清除口臭的特效；经常按摩此穴，能治失眠、心胸痛、心悸、精神病等；长期按压这个穴位，对呕吐、胃痛、胃炎、扁桃腺炎、头痛、肋间神经痛、腕关节及周围软组织疾患等，具有很好的调理和保健作用。

所以，当你的孩子被口臭烦恼时，不妨每天坚持按按大陵穴，那么，不用多久，口臭的症状就能得到改善，并还给孩子清新的口气。具体的按摩方法如下：

（1）先让孩子正坐，双手平伸，手掌心向上。

（2）让孩子轻轻握拳，父（母）用一只手握住孩子的手腕处，四指在外，大拇指弯曲，用指尖或者指甲尖垂直掐按孩子的大陵穴直到孩子感到刺痛为止。

孩子手痒难忍，重掐劳宫

劳宫，经穴名，出自《灵枢·本输》。"劳"，劳作的意思；"宫"，宫殿的意思。该穴名意指心包经的高热之气在此处穴位带动脾土中的水湿气化为气。

本穴物质为中冲穴传来的高温干燥之气，行至本穴后，高温之气传热于脾土，使脾土中的水湿随之气化，穴内的地部脾土未受其气血之生，反而付出其湿，如人的劳作付出一样，所以名"劳宫"，也称"五里穴"、"鬼路穴"、"掌中穴"。"五里"的意思是指穴内气血场的覆盖范围如同五里一样广，"鬼路"的意思是指穴内气血来自于地部，"掌中"的意思是指本穴位于手掌，穴内气血来自掌中。劳宫穴属手厥阴心包经，位于人体的手掌心，即握拳屈指时，中指尖所在的部位。

据《针灸甲乙经》中记载："风热善怒，心中喜悲，思慕嘘唏，善笑不休，劳宫主之……衄不止，呕吐血，气逆，噫不止，嗌中痛，食不下，善渴，舌中烂，掌中热，欲呕，劳宫主之……口中肿腥臭，劳宫主之。"在《圣惠方》中也有提到："小儿口有疮蚀龈烂，臭秽气冲人，灸劳宫二穴，各一壮。"《医宗金鉴》中说："主治痰火胸痛，小儿疮及鹅掌风等症。"这些都说明了劳宫穴的作用。患上鹅掌风的孩子，手掌和手背都会奇痒无比，而且越抓越痒，让人非常难受，此时，只要父母帮其稍微用力按压劳宫穴，就能够快速止痒。具体的按摩方法如下：

（1）先让孩子正坐，手平伸，微曲约 45°，手掌心向上。

（2）让孩子的手轻轻握掌，其中指尖所指掌心部位即是劳宫穴。

（3）父（母）用手轻握，四指放在孩子的手背上，大拇指弯曲，用指甲尖垂直掐按穴位，直到孩子有刺痛的感觉为止。

按摩中冲可帮孩子治愈热病

中冲，出自《灵枢·本输》。"中"，与外相对，指穴内物质来自体内心包经；"冲"，冲射之状；该穴名意指体内心包经的高热之气从这个穴位冲出体表。

本穴物质为体内心包经的高热之气，由体内外出体表时呈冲射之状，所以名"中冲"。因为本穴物质是来自体内心包经的高热之气，并且由本穴的地部孔隙而出，所以是心包经井穴。

在五行中，此穴属木。因为本穴物质为体内心包经外出体表的高热之气，此气外出体表后急速散热降温，所行为天之中下部而不能上行天之天部，表现出木的生发特性。该穴属手厥阴心包经，位于手中指末节尖端中央1寸处。

中医认为，中冲穴是一个很有用的穴位。孩子如果患了小儿惊风，在这种情况下，父母可以给孩子经常按摩中指甲角左下方的中冲穴。

这个穴位对热病、烦闷、汗不出、掌中热、身如火痛、烦满舌强具有明显的疗效；长期坚持按压这个穴位，能够有效治疗中风、舌强肿痛等病症，对身体及肝肾功能具有很好的调理作用。

如果孩子患上热病，为了帮孩子降低体温，父母可以适当为孩子按摩此穴，具体的按摩方法如下：

（1）先让孩子正坐，手平伸，掌心向上，微曲45°。

（2）父（母）用手轻握孩子的手，四指轻扶着指背，大拇指弯曲，用指甲尖垂直掐按中指端的正中穴位，直到孩子有刺痛的感觉为止。

（3）为了加强效果，父（母）可以每天早晚帮孩子各掐按一次，先左后右，每次二三分钟即可。

第13节

手少阳三焦经：环绕孩子
耳周的视听大脉

液门是孩子清火散热的好帮手

液门："液"，液体，指经水；"门"，出入的门户。该穴名意指人体三焦经经气在这个穴位散热冷降，化为地部经水。本穴物质为关冲穴传来的凉湿水气，凉湿水气到达此穴位后，快速散热冷却，冷却后的水湿归降地部，因此名"液门"。本穴物质为关冲穴传来的凉湿水气，到本穴后散热冷降为地部经水，所生之水的量很少，所以这个穴位是三焦经荥穴。此穴位属水。因为本穴物质为关冲穴传来的凉湿水气，在本穴的变化为散热冷降，表现出水的润下特征。液门穴属手少阳三焦经经脉的穴道，位于人体的手背部，当第四、五指间，指蹼缘后方赤白肉际的部位。

中医认为，按摩液门穴具有清火散热的特殊功能，对于头痛、目眩、咽喉肿痛、眼睛赤涩、龋齿等病症，均有明显的疗效。

相对于成人来说，孩子的免疫力、环境适应能力、对病毒的抵抗能力等都要弱一些，他们很容易就会感冒发烧。当孩子感冒发烧时，尤其是当孩子鼻塞、不停地流清鼻涕、咳嗽、食欲不振，甚至高烧40℃以上，还出现了咽喉红肿、扁桃体红肿等症状时，你只要根据中医穴位的治疗原理，轻轻掐按孩子的液门穴，就可以使其病情迅速得到好转。具体的按摩方法如下：

（1）先让孩子正坐，伸出双手，手掌心向下；接着父（母）轻轻扶住孩子小指侧的掌心处，大拇指弯曲，用指尖或者指甲尖垂直掐按穴位，直到孩子有酸胀的感觉为止。

（2）为了加深效果，父（母）可以每天早晚各帮孩子掐按一次，先左后右，每次掐按二三分钟即可。

中渚帮孩子解决头疼问题

中渚，此穴位名出自《灵枢·本输》，别名下都，是手少阳三焦经的经穴。"中"，与外相对，指本穴内部；"渚"，水中小块陆地或水边。该穴名意指随三焦经气血扬散的脾土尘埃在此穴中囤积。本穴物质为液门穴传来的水湿之气，到达本穴后，随水湿风气扬散的脾土尘埃在此冷降归地，并形成经脉水道穴旁边的小块陆地，因此名"中渚"。因为三焦经气血温度不高，所行之地无外界提供的充足热能使其水液气化上升，气血物质在此穴位的变化主要是散热冷降，只有少部分水气吸热上行才保证了三焦经经脉的气血畅通，此穴位也就如三焦经经脉气血的输出之地，所以是三焦经俞穴，在五行中属木。中渚位于人体手背部位，小指与无名指的指根间下2厘米的手背凹陷处。

孩子若出现头晕、目眩、焦虑、耳鸣、失眠等症状，父母帮孩子按压中渚穴，能够对这些病症进行有效调理，保证孩子的身心健康。具体的按摩方法如下：

（1）先让孩子正坐，手平伸，掌心向内，手背向外。

（2）父（母）四指放在手掌背部，食指弯曲，用指头旁侧边缘垂直揉孩子的中渚穴，直到孩子感到酸胀为止。

支沟帮孩子摆脱便秘痛苦

支沟："支"，指树枝的分叉；"沟"，沟渠。该穴名意指三焦经气血在这个穴位吸热扩散。本穴物质为外关穴传来的阳热之气，水湿较少，到本穴后，又进一步吸热胀散为高压之气，此气按其自身的阳热特性，循三焦经经脉渠道向上、向外而行，扩散之气像树的分叉一样，所以名"支沟"。支沟属手少阳三焦经经脉的穴道，位于人体的前臂背侧，当阴池穴与肘尖的连线上，腕背横纹上2.2寸，尺骨与桡骨之间。

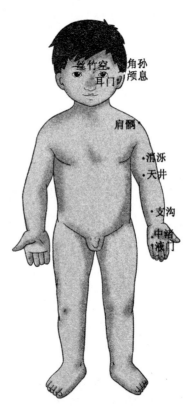

小儿三焦经上的主要穴位

中医认为经常按摩这个穴位，可以有效治疗便秘。如果能够坚持长期按压这个穴位，对耳鸣、耳聋、肩臂痛、心绞痛、肋间神经痛等病症，也会有很好的调理和保健作用。

日常生活中，很多孩子喜欢吃大鱼大肉，并且没有很好的生活习惯，父母由于对其宠溺大多听之任之，时间长了，孩子容易患上便秘。怎样才能帮助孩子摆脱便秘的痛苦呢？首先要督促孩子养成良好的生活习惯，注意饮食调理；其次，还要经常帮助孩子按摩支沟穴和大肠俞穴，这样可以刺激肠胃蠕动，孩子也就不会再便秘了。具体的按摩方法如下：

（1）先让孩子正坐，手平伸，屈肘，掌心向着自己，指尖向上，肘臂大约弯曲成90°。

（2）父（母）用一只手轻握孩子的手腕下，大拇指在内侧，其余四指在手的外侧，四指弯曲，中指的指尖垂直下压，揉按此穴位，直到孩子感觉到酸痛为止。

按摩天井清热凉血，让孩子远离睑腺炎

天井，经穴名，出自《灵枢·本输》。"天"，天部的意思；"井"，孔隙通道的意思。该穴名意指三焦经吸热上行的水浊之气在这个穴位处聚集。

本穴物质为四渎穴传来的水湿之气，到达本穴后呈聚集之状，然后散热冷缩，并从天之上部降至天之下部，气血的运行变化就如同从天井的上部落到底部一样，所以名"天井"。

本穴为三焦经天部之气的会合之处，所以是三焦经合穴。因为本穴物质为天部的水湿云气，在本穴为聚集之状，有土的不动之义，所以在五行中属土。此穴属手少阳三焦经，位于臂外侧，屈肘时，当肘尖直上1寸凹陷处。

中医认为，按摩天井穴可以起到清热凉血的作用，对治疗睑腺炎、淋巴结核具有特效，长期按摩这个穴位，对肘关节及周围软组织疾患，偏头痛、颈痛、项痛、肩痛、背痛，扁桃腺炎、荨麻疹等病症，具有很好的调理和保健作用。

如果你孩子的眼睛不小心出现了睑腺炎，可以通过按压天井穴解决这个问题。

天井穴是最好的能够清热凉血、治疗睑腺炎的人体穴位。按摩天井穴的方法很简单，具体的按摩方法如下：

（1）让孩子正坐，双手平伸，屈肘，前臂垂直于地面，与肘部大约成90°，掌心向内，指尖向上，举臂，上臂的底部与肩平。

（2）父（母）用手轻握孩子肘下，四指在下，大拇指在上，中指或食指弯曲，用指尖垂直向上按摩孩子肘尖下凹陷的穴位处，直到孩子感觉到酸胀为止。

消泺让孩子更快减肥

消泺："消"，溶解、消耗的意思；"泺"，水名，湖泊之意。该穴名意指三焦经经气在此冷降为地部经水。本穴物质为清冷渊穴传来的滞重水湿云气，至本穴后，水湿云气消解并化雨降地，降地之雨在地之表部形成湖泊，所以叫消泺。此穴位位于人体臂外侧，当清冷渊与臑会连线中点处。

中医普遍认为，按摩这个穴位能够除湿降浊、清热安神、活络止痛；经常按摩这个穴位，能有效治疗头痛、颈项强痛、臂痛、齿痛、癫疾等疾患；每天坚持按压这个穴位，具有减肥美容的效果；配肩髎穴、肩髃穴、臑会穴、清冷渊穴，可治疗肩臂痛、上肢不遂、肩周炎等。

此外，父母经常给孩子按摩这个穴位，既可以治疗气郁胸闷，还能达到给孩子减肥的效果。方法很简单，具体的按摩方法如下：

（1）先让孩子正立，父（母）把左手的手掌放在孩子右手臂中间位置，再将右手掌放在孩子左手臂中间位置。

（2）父（母）用手指向孩子的手臂施加压力，父（母）食指所在的部位就是消泺，此时，父母双手的掌心放在孩子的手臂上，四指并拢，向穴位施加压力，一压一松，坚持三四分钟即可达到效果。

（3）当然，帮孩子减肥不是一蹴而就的，需要长期坚持，所以父（母）可以早晚各为孩子按摩一次。

肩髎是孩子上课的好帮手

肩髎，经穴位名，出自《针灸甲乙经》。"肩"，指穴在肩部；"髎"，孔隙的意思。该穴名意指三焦经经气在此穴位化雨冷降归于地部。

本穴物质为臑会穴传来的天部阳气，到本穴后，因散热吸湿化为寒湿的水湿云气，水湿云气冷降后归于地部，冷降的雨滴就像从孔隙中漏落一样，所以名"肩髎"。肩髎穴位于人体的肩部，肩髎穴后方，当臂外展时，于肩峰后下方呈现凹陷处。

中医认为，按摩肩髎穴，具有祛风湿、通经络的作用。而且按摩这个穴位对臂痛不能举、胁肋疼痛等症状，具有明显的缓解和治疗作用。

此外，中医临床证明，经常按摩肩髎穴，对肩关节周围炎、中风偏瘫、荨麻疹、脑血管后遗症、胸膜炎、肋间神经痛等，也具有明显疗效。

上学的孩子长时间坐在教室里，往往没有足够的运动和休息，很容易患上不同程度的肩关节炎、肩周炎等，甚至有的孩子还患有骨质增生症，此时，帮助孩子按摩肩髎穴，就可以使孩子的病情得到舒缓和改善。

具体的按摩方法如下：

（1）先让孩子站立，两手臂伸直，此时，在其两侧肩峰后下方有一个凹陷，即为肩髎穴。

（2）父（母）用左手触摸孩子右臂肩峰，用右手触摸孩子左臂肩峰，用拇指、食指和中指轻轻按揉此穴位。

　　为了让孩子更好地学习而不受病痛干扰，父（母）可每天早晚各为孩子按摩一次，每次三四分钟，一定可以起到不错的效果。

孩子耳鸣耳痛揉颅息

颅息，经穴名，出自《针灸甲乙经》。"颅"，头盖骨的意思、肾主之水，这里指天部的冷降水气；"息"，停息的意思。该穴名意指三焦经的天部之气在穴位这里收引冷降。本穴物质为角孙穴传来的天部水湿之气，到达本穴后，其变化为进一步地散热冷降，就像风停气止之状一样，所以名"颅息"。此穴属手少阳三焦经，位于头部，当角孙与翳风之间，沿耳轮连线的上、中三分之一的交点处。

中医认为，按摩颅息穴对治疗耳鸣具有非常明显的效果。如果孩子遇到耳鸣耳痛的情况，父母不妨为其按摩此穴。具体的按摩方法如下：

（1）先让孩子站立，父（母）将食指和中指并拢，平贴在孩子耳后根处，食指的指尖所在部位就是孩子的颅息穴。

（2）父（母）将食指和中指并拢，轻轻贴于孩子耳后根处，顺时针按摩一至三分钟，每天早晚各一次。

只要父母可以长期坚持帮孩子按摩颅息穴，相信一定可以帮助孩子通窍聪耳、泄热镇惊。

角孙让孩子眼睛不再受"伤害"

角孙，出自《黄帝内经·灵枢·寒热病》。"角"，耳朵、肾的意思，这里指穴位内的物质为天部的收引之气；"孙"，火的意思，角为之水，孙为之火（根据中医的理论，肾之子为肝，肝之子为火），这里指穴位内的物质为天之天部的气态物。

该穴名意指天之天部的收引冷降之气从此处穴位汇入三焦经。这个穴位是三焦经经脉中的最高点，三焦经没有气血传到这个穴位，于是，这个穴位的气血为空虚之状，足太阳膀胱经外散的寒湿水汽夹带着足少阳胆经的外散水湿风气汇入穴内，穴内气血既处火所在的天之天部，又表现出肾水的润下特征。

此穴属手少阳三焦经，位于人体的头部，从耳郭向前，当耳尖直上入发际处。

中医认为，按摩这个穴位具有吸湿、降浊、明目的作用，若长期坚持，对于白内障、目生翳膜等疾病，具有非常明显的疗效。孩子身体自我调节能力较弱，容易上火，出现齿龈肿痛的症状。此时，只要按摩这个穴位，就具有很好的调理、改善和治疗的功效。具体的按摩方法如下：

（1）先让孩子正坐，双手自然下垂，父（母）举起双手，用大拇指的指腹由后向前将耳翼摺屈，并顺势向上滑到耳翼尖的部位，两个中指的指尖恰好相连于患儿头顶正中线上。

（2）父（母）用大拇指的指腹按摩孩子的这个穴位，直到孩子感觉胀痛为止。

（3）左右两侧的穴位，父（母）可以早晚各为孩子按摩一次，长此以往就能使孩子的眼睛不再受伤害了。

保护孩子的耳朵找耳门

耳门，经穴名，出自《针灸甲乙经》。"耳"，指穴位内气血作用的部位为耳；"门"，指出入的门户。该穴名意指三焦经经气中的滞重水湿在此处穴位冷降后，由耳孔流入体内。本穴物质为角孙穴传来的水湿之气，到达本穴后，水湿之气化雨冷降为地部经水，并循耳孔流入体内。这个穴位就犹如三焦经气血出入耳朵的门户，所以名"耳门"。此穴属手少阳三焦经，位于面部，当耳屏上切迹的前方，下颌骨髁突后缘，张口有凹陷处。

作为耳部的重要穴位，耳门能够治疗很多耳部疾患。据我国的一些古典医书记载，耳门可以医治耳鸣、耳聋、眩晕、牙痛、口噤、腰痛等。现代中医临床也验证了利用这个穴位可以治疗中耳炎、颞颌关节功能紊乱症、梅尼埃病等。

另外，假如人由于意外事故导致耳朵不断流脓、流水、生疮，或者耳如蝉鸣、重听、无所听闻等，也可以按摩这个穴位，这样就可使症状得到一定缓解。

所以，为了帮助孩子保护耳朵，父母应该经常帮孩子按摩耳门穴，具体的按摩方法如下：

（1）先让孩子正立，双手自然下垂，父（母）举起双手，指尖朝上，手掌心向内，轻轻扶住患儿头，四指放在患儿偏头处。

（2）父（母）大拇指的指尖摸到孩子耳上缺口前，让孩子轻轻张开嘴。

（3）父（母）大拇指的指尖垂直揉按凹陷中的穴位，直到孩子有胀痛的感觉为止。

（4）左右两个穴位，每天早晚各一次，每次按摩三分钟左右，为了提高效率也可以两侧同时按摩。

孩子头痛、头晕了就点丝竹空

丝竹空，经穴名，出自《针灸甲乙经》。"丝竹"，古指弦乐器，八音之一，此指气血的运行有如声音飘然而至；"空"，空虚。该穴名意指穴外天部的寒湿水汽由此汇入三焦经后冷降归地。本穴为三焦经终点之穴，由于禾髎穴传至本穴的气血极为虚少，穴内气血为空虚之状，穴外天部的寒湿水汽因而汇入穴内，穴外的寒水水气如同天空中的声音飘然而至，所以叫丝竹空。此穴属手少阳三焦经，位于面部，当眉梢凹陷处。

中医认为，丝竹空穴是医治眼部疾病的一个重要穴位，而且不论高血压、低血压、脑充血、脑贫血，还是受风寒等各种原因造成的头痛、头晕、目眩等，只要按压这个穴位，很快就能够止痛、止晕。平时多按一按这个穴位，具有很好的保健和调理功效。此外，按摩此穴位，对眼球充血、睫毛倒长、视物不明、眼睑跳动、面部神经麻痹、牙齿疼痛、癫痫等病症，有很好的调理和改善作用。

因此，如果孩子觉得头痛或头晕，父母就可以为其按摩此穴位。具体的按摩方法如下：

（1）先让孩子正坐着，双手自然下垂。

（2）父（母）举起双手，四指的指尖朝上，手掌心向内，大拇指的指腹向内，揉按孩子两边眉毛外端凹陷处的穴位，直到孩子有酸胀的感觉为止。

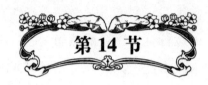

第14节

足少阳胆经是输送孩子
气血的固体大脉

太阳为孩子擦亮"心灵的窗户"

　　太阳，经穴名，出自《针灸甲乙经》中"手太阳，手、足少阳之会"。《铜人》中记载："治青盲目无所见，远视疏疏，目中肤翳，白膜，目外眦赤痛。"太阳穴在中医经络学上被称为"经外奇穴"，也是最早被各家武术拳谱列为要害部位的"死穴"之一。少林拳中记载，太阳穴一经点中，"轻则昏厥，重则殒命"。现代医学证明，打击太阳穴，可使人致死或造成脑震荡，使人意识丧失。太阳穴别名后曲、鱼尾、太阳、前关，属足少阳胆经，位于人体面部，眼睛外侧约0.7厘米处。

中医认为，经常为孩子按摩太阳穴，可以为其防治很多眼部疾病，如目赤肿痛、角膜炎等，而且长期按压这个穴位，对头痛、三叉神经痛、面部神经痉挛，以及麻痹等病症，都具有很好的调理和保健作用。

当孩子学习一段时间，眼睛疲劳时，父母应该适当为他们按摩太阳穴，这样可以帮助孩子缓解疲劳。具体的按摩方法如下：

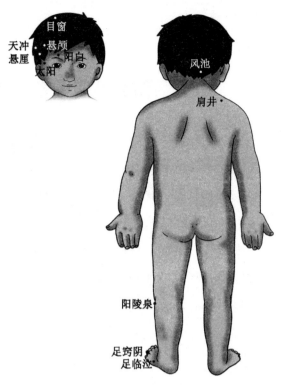

小儿胆经上的主要穴位

（1）先让孩子正坐或者仰卧，双手自然下垂。父（母）两只手五指朝天，掌心向着患儿头部。

（2）父（母）把自己的两只大拇指放在孩子的头部两侧，彼此相对用力，垂直揉按此穴，直到孩子有酸胀感为止。

（3）为了让孩子的眼睛不再疲劳，守护好孩子"心灵的窗户"，父（母）最好每天早晚各给孩子按摩一次太阳穴。

除此之外，由于太阳穴位于头部颅骨最薄弱的部位，且此处的颅内分布有丰富的血管，一旦太阳穴受到损伤，将会直接危及生命。因此，家长一定要叮嘱孩子，在日常生活中，要保护自己的太阳穴。

悬颅帮孩子集中注意力

悬颅，经穴名，出于《灵枢·寒热病》。"悬"，吊挂的意思；"颅"，在古代指人的头盖骨，这里指穴位内气血为寒湿水汽。该穴名意指胆经的天部之汽在这里散热后吸附水湿。本穴物质为额厌穴传来的温热风气，至本穴后散热冷缩，并吸附天部中的寒湿水气，穴内气血就如同天部中的水湿云层一样，所以叫做"悬颅"，也称髓孔穴、髓中穴、米啮穴。"髓孔"的意思是说穴内气血为寒湿水汽，"米啮"的意思是指穴内气血为天部中聚集的水滴。悬颅属足少阳胆经，位于头部鬓发上，当头维与曲鬓弧形连线的中点处。

《针灸甲乙经》中记载："热病头痛，身重，悬颅主之。"《同人》云："治热病，烦满汗不出，头偏痛，引目外眦赤，身热齿痛，面肤赤痛。"《图翼》中也说："主治头痛齿痛，偏头痛引目，热病汗不出。"由此可见，悬颅穴是一个很有用处的穴位。

父母平常适当帮孩子轻轻按摩悬颅穴，可改善孩子老走神的毛病。具体的按摩方法如下：

（1）先让孩子正对着你坐下，双手自然下垂，接着将你的食指和中指并拢，掌心朝内，食指的指尖放在孩子的额角发际处，父母中指所在的部位就是悬颅穴。

（2）父（母）轻轻按摩此穴，每天早晚各按摩一次，每次按摩二三分钟。

此外，父（母）还可长期帮孩子按摩这个穴位，这样就能够有效防治偏头痛、面肿、目外眦痛、齿痛等疾患。

孩子落枕找悬厘帮忙

悬厘，出自《针灸甲乙经》。"悬"，吊挂的意思。"厘"，治理的意思；该穴名意指胆经气血在此穴位降浊分清。本穴物质为悬颅穴冷降下传的水湿之气，到达本穴后，滞重的寒湿水汽进一步下行，小部分清气由本穴外输头的各部位。本穴对天部的水湿风气有治理的作用，所以名"悬厘"。因为在本穴汇集的气血当中，既有手少阳的上行之气，又有足阳明的下行之气，所以本穴为手足少阳阳明之会。悬厘位于头部鬓发上，当头维与曲鬓弧形连线的上3/4与下1/4交点处，布有耳颞神经颞支和颞浅动、静脉顶支。此穴主治偏头痛、耳鸣、癫痫、目外眦痛、齿痛及三叉神经痛等。

孩子不比大人，白天如果玩得太厉害了，晚上睡觉就会"不老实"，这样一来，睡觉姿势就有可能不正确，早上醒来的时候很容易出现脖子酸痛，不能转动的情况，这是因为他落枕了。当然，也有可能孩子晚上睡得很好，但是早上起来还是落枕了。这可能是因为他在睡觉的时候，头部位置不当，或者枕头过高，或者肩部受风，从而引起了落枕。

落枕虽然不是什么大病，但是脖子转动不便利，一定会影响孩子的日常生活和学习。父母这时只要给孩子轻轻按压悬厘穴，就能够使症状迅速得到缓解。具体的按摩方法如下：

（1）先让孩子正对着你坐下，双手自然下垂。然后你将食指、中指和无名指并拢，手掌心朝内，食指的指尖放在孩子的额角发际处，此时，你的无名指所在的部位就是悬厘穴。

（2）将食指和中指放在孩子的悬厘穴上轻轻按摩。

（3）左右两侧分别揉按，每天早晚各一次，每次二三分钟。

需要注意的是，当你给孩子按摩悬厘穴时，力度要小一点，不要太过用力，否则反而会令孩子受伤。

孩子牙龈肿痛找天冲

天冲，经穴名，出自《针灸甲乙经》，在《千金要方》作"天衢"，属足少阳胆经。"天"，天部气血；"冲"，气血运行为冲射之状。

该穴名意指胆经经气吸热后胀散并由本穴冲射于天之各部。本穴物质为率谷穴传来的水湿之气，至本穴后，因受穴外传入之热，水湿之气胀散并冲射于胆经之外的天部，所以叫天冲。

关于这个穴位的具体位置，在我国古代医书中有多种说法，如《针灸甲乙经》中说这个穴位"在耳上如前三分"；《铜人腧穴针灸图经》中云："耳后入发际二寸。"《循经考穴编》中云："在耳平后三分，入发际二寸。"

后经中医考证，此穴位于耳根后缘直上入发际2寸，率谷穴后0.5寸。总的来说，此穴位应该在承灵穴的旁边。

中医认为，此穴位是一个交会穴，具有止痛的作用。

中医经过临床实践还发现，经常按摩此穴位，能够有效治疗头痛、齿龈肿痛、癫痫、惊恐、瘿气等疾患。如果能另外配合按摩目窗穴、风池穴，还能有效治疗头痛。

所以说，当你的孩子在头痛或者牙龈肿痛的时候，你可以尝试轻轻帮他按摩一下这个穴位，很快就能见效。具体的按摩方法如下：

（1）让孩子背对着你站着，双手自然下垂，你的两只手抬起，手掌心朝外，把食指、中指和无名指并拢，平贴在耳尖后，食指位于耳尖后的发际，则无名指所在的位置就是这个穴位。

（2）将四指并拢，轻轻按揉孩子的这个穴位。

（3）坚持每天早晚各为孩子按揉一次左右两侧穴位，每次按揉二三分钟，孩子很快就不会再牙龈肿痛了。

保护孩子的眼睛从阳白开始

阳白，经穴名，出自《针灸甲乙经》"足少阳、阳维之会"。"阳"，天部的意思，这里指气；"白"，明亮清白的意思。该穴名意指胆经的湿冷水气在这个穴位处吸热后胀散。本穴物质是本神穴传来的天部湿冷水气，由于在下行的过程中不断吸热，水湿之气还未进入这个穴位就已受热胀散，并化为阳热风气，传输于头之各部，穴内的天部层次变得明亮清白，所以名"阳白"。因为本穴吸热胀散的阳热风气不光上传足少阳胆经的头临泣穴，同时还外走阳维脉，所以这个穴位是足少阳阳维的交会点。阳白穴属足少阳胆经经脉的穴道，在人体面部，瞳孔的直上方，距离眉毛上缘约0.7寸处。

中医认为，这个穴位能够治疗头痛、头风、目眩、目赤肿痛、眉目间痛、夜盲、近视、远视、眼睑动等病症。所以，父母经常帮孩子按摩此穴位，对孩子的眼部保健有很好的帮助。如果再配合按摩太阳穴、睛明穴、鱼腰穴等，还可以治疗孩子目赤肿痛、视物昏花、上睑下垂等症状。具体的按摩方法如下：

（1）先让孩子正坐、仰靠或者仰卧。

（2）父（母）两只手举起来，轻轻握拳，掌心朝着孩子的面部，用大拇指弯曲时的指节处，从内往外轻轻刮按此穴位处，直到孩子感觉酸痛为止。

（3）每天早晚各刮按一次，每次刮按二三分钟，或者左右两侧穴位同时刮按。

目窗可缓解孩子眼睛疲劳

目窗，经穴名，出自《针灸甲乙经》，别名至营，属足少阳胆经。"目"，肝之所主，此指穴内物质为肝木之性的风气；"窗"，气体交换的通道。该穴名意指胆经气血在此吸热后化为阳热风气。本穴物质为头临泣穴传至的弱小水湿之气，至本穴后，因受穴外所传之热，弱小的水湿之气吸热胀散并化为阳热风气传于穴外，所以叫目窗。此穴位是足少阳、阳维之会，在头部当前发际上1.5寸，头正中线旁开2.25寸。《针灸大成》中说它在"临泣后一寸半"。

中医认为，此穴位可以治疗目眩、目赤肿痛、远视、近视、上齿龋肿，小儿惊痫等。后经现代医学证明，经常按摩此穴位可以缓解眼睛疲劳、酸涩，使眼睛变得炯炯有神。如果再配合按摩关冲穴、风池穴、陷谷穴，还能治疗孩子头疼和面目水肿。

所以，如果你的孩子患有近视，或者因为学习辛苦常常感到眼睛很疲劳，你不妨帮他适当按摩此穴位，对其视力的保健极有好处。具体的按摩方法如下：

（1）先让孩子做好，稍微低下头，你的手掌朝内，小指平贴在孩子的发际处，中指所在的部位就是这个穴位。

（2）用食指和中指轻轻按揉孩子左右两侧穴位。

（3）坚持每天早晚各帮孩子按摩一次，相信一定可以对孩子的眼睛起到保健的作用。

风池帮孩子治感冒

风池穴最早见于《灵枢·热病》篇："风为阳邪，其性轻扬，头顶之上，唯风可到，风池穴在颞颥后发际陷者中，手少阳、阳维之会，主中风偏枯，少阳头痛，乃风邪蓄积之所，故名风池。"风池属足少阳胆经经脉的穴道，当枕骨之下，与风府相平，胸锁乳突肌与斜方肌上端之间的凹陷处。

中医认为，按摩风池穴，具有醒脑明目、快速止痛、保健调理的功效。如果能够坚持长期按摩这个穴位，对感冒、头痛、头晕、中风、热病、颈项强痛、眼病、鼻炎、耳鸣、耳聋、咽喉疾患、腰痛等疾患，具有很好的调理保健作用。

所以，如果你的孩子感冒头痛，身为父母的你就可以为其适当按摩此穴。具体的按摩方法如下：

（1）先让孩子背对你坐着，双手自然下垂。

（2）你举臂抬肘，手肘的高度与孩子的肩同高；接着双手放到孩子的耳朵后面，掌心向下，手指尖朝上，四指轻轻扶住孩子耳朵的两侧，并用大拇指的指腹从下往上按摩此穴位，直到孩子有酸胀感为止。

（3）每日早晚为孩子按摩一次，每次二三分钟，很快能令孩子的感冒症状好转乃至痊愈。

按揉肩井帮孩子放松

肩井，经穴名，出自《针灸甲乙经》，别名膊井、肩解。"肩"，指穴位在肩部；"井"，指地部孔隙。"肩井"是指胆经的地部水液从这个穴位流入地之地部。本穴物质为胆经上部经脉下行而至的地部经水，到达本穴后，经水由本穴的地部孔隙流入地之地部，所以叫做"肩井"，也称"肩解穴"、"膊井穴"，属足少阳胆经。肩井位于肩上，前直乳中，当大椎与肩峰端连线的中点上。

说起来，肩井穴算得上是一个比较特殊的穴位。按摩肩井穴可以令人放松肩颈，缓解压力，疏通经络。但是，按摩这个穴位时，如果用力太重，就可能会导致人体半身麻痹，甚至令人昏晕。所以，父母在帮孩子按摩此穴位时，动作一定要轻柔。具体的按摩方法如下：

（1）先让孩子背对自己坐下，双手自然垂下。

（2）父（母）把手中间三指放在孩子的肩颈交会处，用中指的指腹向下轻轻按摩左右两穴，每日早晚各一次，每次二三分钟，直到孩子有酸麻、胀痛的感觉即可。

孩子抽筋找阳陵泉

阳陵泉是筋之会穴，为筋气聚会之外。该穴名意指胆经的地部经水在此穴位大量气化。膝阳关穴飞落下传的经水和胆经膝下部经脉上行而至的阳热之气交会后，随胆经上扬的脾土尘埃吸湿沉降于地，胆经上部经脉落下的经水也渗入脾土中，脾土固化于穴周，脾土中的水湿大量气化，如同脾土尘埃的堆积之场和脾气的生发之地，所以名"阳陵泉"，也叫做"筋会穴"、"阳陵穴"。《难经·四十五难》云："筋会阳陵泉。"此穴位于小腿外侧，当腓骨头前下方凹陷处，属于足少阳胆经的合穴。

中医认为，本穴治疗气滞、血淤以及肝胆疾患引起的胁肋痛效果均佳。此外，按摩此穴位还对口苦、呕宿汁、胁下痛胀、吐逆、喉鸣、头面肿、头痛、眩晕、遗尿、痉挛急、筋软、筋疼、膝伸不得屈、冷痹、半身不遂等病都具有良好的医治效果。

所以当孩子抽筋的时候，父母可以帮其按摩此穴。具体的按摩方法如下：

（1）先让孩子仰卧。

（2）父（母）用手掌轻握膝盖的前下方，四指向内，大拇指向外并弯曲，用指腹垂直按摩此穴位，先左后右，两侧穴位各按二三分钟，直到孩子有酸胀感即可。

揉揉足临泣，治儿童头痛

足临泣："足"，指穴在足部；"临"，居高临下之意；"泣"，泪的意思。它是人体足少阳胆经上的主要穴道之一。该穴位于足背的外侧，第四趾和小趾跖骨的夹缝中。该穴名意指胆经的水湿风气在此化雨冷降。本穴物质为丘墟穴传来的水湿风气，至本穴后水湿风气化雨冷降，气血的运行变化如泪滴从上滴落一般，故而得名。

中医认为，此穴位可治疗头痛、头眩、目涩、身痹、寒热、胸胁支满、喘气、心痛不得、腋下肿、眼肿赤疼、齿痛、耳聋、咽肿、项肿连腮等疾患。此外，该穴位配丘墟穴、解溪穴、昆仑穴，具有通经活络、消肿止痛的作用，能够治疗足跗肿痛；配风池穴、太阳穴、外关穴，有祛风、活络、止痛的作用，能够治疗偏头痛。

所以，如果你的孩子觉得头痛，可以先不着急给他吃止疼药。毕竟是药三分毒，你可以给孩子稍微按摩一下足临泣穴，看看能不能缓解其疼痛。具体的按摩方法如下：

（1）先让孩子正对着你坐着，双腿垂下。

（2）抬起孩子的左脚放在座椅上，轻轻地握住孩子的脚趾，四指在下，大拇指弯曲，用指甲垂直轻轻按摩足临泣穴，直到孩子感到酸胀为止。

需要注意的是，如果孩子依旧喊着疼痛难忍，你就得赶紧带孩子去医院，千万不要随便给孩子吃止疼药，那样容易让孩子产生依赖性，还可能贻误病情。

点足窍阴可帮孩子止痛定咳顺气

足窍阴："足"，指穴位在足部；"窍"，空窍的意思；"阴"，指穴内物质为阴性水液。该穴名意指胆经经水由此穴回流体内的空窍之处。它是胆经体内与体表经脉的交会点，由于胆经体表经脉的气血物质为地部经水，位于高位，因此循本穴的地部孔隙回流体内，所以名"足窍阴"。因为本穴有地部孔隙连通体内，所以是胆经井穴。此穴位在足第四趾末节外侧，距趾甲角0.1寸。

中医认为，按摩此穴位对于偏头痛、目眩、目赤肿痛、耳聋、耳鸣、喉痹、胸胁痛、足跗肿痛、多梦、热病等具有很好的疗效。除此之外，中医认为，当按摩此穴位时，配合按摩太冲穴、太溪穴、内关穴、太阳穴、风池穴、百会穴，还可治疗神经性头痛、肋间神经痛、胸膜炎、急性传染性结膜炎、神经性耳聋等。

不知道你有没有注意到，你的孩子常常在生气过后，或者很累的时候，会觉得下肋部位疼痛，严重的会不断咳嗽，甚至有气都接上不来的感觉。此时的孩子，手足烦热，却又出不了汗，并且头痛心烦。在这种情况下，身为父母的你可帮孩子按摩足窍阴穴，这样有助于帮他止痛、定咳、顺气。具体的按摩方法如下：

（1）先让孩子正坐、垂足，抬起左脚放在座椅上，父（母）伸出手，轻轻握住患儿脚的脚趾，四指在下，大拇指弯曲，用指甲垂直轻轻掐按穴位。

（2）父（母）用大拇指的指腹按揉穴位，直到孩子感觉有酸胀感为止。

（3）先左后右，两侧穴位每次各按揉二三分钟即可。

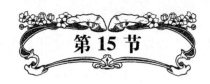

足厥阴肝经帮孩子疏肝理气

孩子小腹疼痛找大敦

　　大敦，出自《灵枢·本输》，别名水泉、大顺。大敦，大树敦的意思，这里指穴内气血的生发特性。本穴物质为体内肝经外输的温热水液，本穴又是肝经之穴，水液由本穴的地部孔隙外出体表后蒸升扩散，表现出春天般的生发特性，就犹如大树敦在春天生发新枝一样，所以名"大敦"。该穴位于足大趾末节外侧，距趾甲角 0.1 寸（指寸），为足厥阴肝经的井穴。

　　据中国医典古籍记载，大敦穴配太冲穴、气海穴、地机穴，有疏肝行气止痛的作用；配隐白穴，直接艾炷灸，有补益肝脾，调理冲任的作用；配百会穴、三阴交穴、照海穴，有调补肝肾，益气固脱的作用。并且此穴位还可治疗昏厥、卒疝暴痛、脐腹痛、腹胀，小腹中热、石淋、尿血、小便难、遗尿、眩冒、善寐、目不欲视、卒心痛、太息、哕噫、大便秘结、癫狂、小儿惊风、手足拘急、足肿等疾患。

由于此穴位具有疏肝治疝、理血清神的作用，所以当孩子小腹疼痛时，身为父母的你可以适当为其按摩此穴。具体的按摩方法如下：

（1）先让孩子正坐垂足，把一只脚抬起放在座椅上。

（2）父（母）用手轻轻握住孩子的脚趾，四指在下，大拇指在上，用指甲尖垂直掐按孩子的大敦，直到孩子觉得有刺痛的感觉为止。

（3）先左后右，分别在孩子两侧穴位各按摩三四分钟，坚持下去，孩子就不会动不动就喊小腹疼痛了。

太冲让你的孩子不再"气冲冲"

太冲:"太",大;"冲",冲射之意。该穴名意指肝经的水湿风气在此向上冲行。本穴物质为行间穴传来的水湿风气,至本穴后因受热而胀散化为急风冲散穴外,所以叫太冲。该穴位主治头痛、眩晕、疝气、月经不调、癃闭、遗尿、小儿惊风、癫狂、痫证、胁痛、腹胀、黄疸、呕逆、咽痛嗌干、目赤肿痛、膝股内侧痛、足跗肿等。配大敦穴治七疝;泻太冲、补太溪、复溜穴治肝阳上亢之眩晕;配合谷为开四关又治四肢抽搐;配肝俞、膈俞、太溪、血海穴治贫血;配间使、鸠尾、心俞、肝俞治癫狂痫。该穴位位于人体足背侧,当第一跖骨间隙的后方凹陷处。

生活中,有的孩子常常在遇到稍稍不顺心的小事后,就大发脾气,大动肝火。有的父母认为孩子这样是因为平日里过于受宠爱,所以才任性,因此常不加理会。其实,孩子这样并不完全是因为性格方面的原因,还有可能是生病了。中医认为,肝为"将军之官",主怒。人在生气发怒的时候,体内能量往往走的是肝经的路线。所以,孩子在生气发怒时,肝也会多多少少受到影响,作为肝经上的穴位,太冲穴也会因此而出现异常现象。比如,有的孩子生气时太冲穴温度或者色泽会发生变化,对外界更加敏感。当你的孩子动不动就发脾气、动怒时,你不妨适当给他按摩一下太冲穴,这个穴位可以有效帮助孩子化解心中的怒气,疏解情绪,还可消除其心胸的不适感。具体的按摩方法如下:

（1）先让孩子正坐垂足，曲起左膝，把脚举起放在座椅上，父（母）双掌向下放在孩子的脚背上，中指弯曲，中指的指尖所在的部位就是太冲穴。

（2）父（母）用食指和中指的指尖从下往上垂直按揉，直到孩子感到胀酸为止。

（3）在两侧穴位上各按摩三四分钟，即可缓解孩子动不动就动怒的情况。

章门是孩子五脏病变的"门户"

章门，又名长平、季胁，出自《针灸甲乙经》。"章"，大木材的意思；"门"，出入的门户。该穴名意指肝经的强劲风气在此穴位风停气息。本穴物质为急脉穴传来的强劲风气，到达本穴后，此强劲风气风停气息，就如同由此进入了门户一样，所以名"章门"。该穴属足厥阴肝经。本穴位位于腹侧，腋中线第十一肋骨端稍下处，屈肘合腋时，当肘尖尽处。

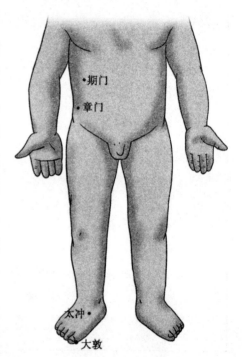

小儿肝经上的主要穴位

中医认为，经常帮孩子按摩此穴位可以改善并治疗孩子肝气郁结、胃痉挛、肝脾肿大、肝炎、肠炎、泄泻等症状。如果在按摩此穴位时，配合按摩足三里穴，还可治疗荨麻疹、组织胺过敏症；配合按摩天枢穴、脾俞穴、中脘穴、足三里穴，还可治疗由于肝脾不和引起的腹胀、胁痛、泄泻、消瘦等症状；配合按摩肾俞穴、肝俞穴、阳谷穴、气海穴等，可治疗小儿肾炎。

所以，如果你的孩子遇到心胸郁闷、胸胁疼痛、胀满、肠鸣、泄泻、呕吐、面黄肌瘦、身体虚弱、全身无力的情况，就可以适当按摩此穴位，令孩子的情况得到改善。

为了防止孩子的五脏出现问题，父母一定要经常帮孩子按摩此穴位。具体的按摩方法如下：

（1）先让孩子坐着或者仰躺者，父（母）双手朝下，指尖放在孩子的双乳下，肋骨上。

（2）父（母）用大拇指、食指直下掌根处像鱼一样的肉厚部位，进行按摩，直到孩子有胀痛感觉为止。

（3）左右两侧穴位同时按揉一两分钟，这样可保证孩子的五脏健康。

帮孩子疏肝理气找期门

期门，经穴名，出自《伤寒杂病论》，属足厥阴肝经，是肝之募穴。"期"，期望、约会之意；"门"，出入的门户。该穴名意指天之中部的水湿之气由此输入肝经。本穴为肝经的最上一穴，由于下部的章门穴无物外传而使本穴处于气血物质的空虚状态。但是，本穴又因其处于人体前正中线及侧正中线的中间位置，既不阴又不阳、既不高亦不低，因而既无热气在此冷降也无经水在此停住，所以，本穴作为肝经募穴，尽管其穴内气血空虚，但却募集不到气血物质，唯有期望等待，所以叫期门。该穴是足太阴、厥阴、阴维之会。在胸部，当乳头直下，第六肋间隙，前正中线旁开4寸。

中医认为，此穴位主要能健脾疏肝，理气活血。按摩此穴位有疏肝、利气、化积通淤的作用，能治疗肋间神经痛、肝炎、肝肿大、胆囊炎、胸胁胀满等疾患；长期按摩此穴位，对腹胀、呕吐等症状，具有很好的缓解、改善作用；配大敦穴治疝气；配肝俞穴、公孙穴、中脘穴、太冲穴治肝胆疾患、胆囊炎、胆结石及肝气郁结之胁痛、食少、乳少、胃痛、呕吐、呃逆、食不化、泄泻等；配内关穴、足三里穴，有和胃降逆的作用，能治疗呃逆；配阳陵泉穴、中封穴，有舒肝利胆的作用，能治疗黄疸。

如果孩子需要疏肝理气，父母可以适当选取此穴位，用按摩的方式帮孩子缓解。具体的按摩方法如下：

（1）先让孩子正坐或仰卧，双手下垂，父（母）举双手，手掌心向下，指尖相对，放在孩子双乳下、肋骨上。

（2）父（母）用大拇指和食指直下掌根处像一条鱼的部位，进行按摩，直到孩子有胀痛的感觉为止。

（3）分别在左右两个期门穴上，按摩两三分钟即可。

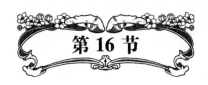

第 16 节

足部反射区让孩子身心充满喜悦

神奇反射区，为孩子健康护航

在前文中，我们已经为各位父母详细介绍了经络穴位疗法，我们知道通过按摩经络穴位，可以激发孩子体内的天然大药，从而达到强身健体的目的。下面，我们将为各位父母敞开孩子反射区的大门，为父母们详细介绍一种有别于经络穴位疗法的新型自愈疗法——反射区疗法，它将帮助各位父母开启一扇有关孩子的新的健康之门。

当然，各位父母在学习具体的反射区疗法前，应该首先明白什么是反射区。比如，一个人住在 15 层 02 室，我们在楼下按 1502 的门铃，这个人的门铃就会响，而其余的像 1501、1405 等室的门铃都不会有反应。反过来，你如按 1501 或 1405 室的门铃，1502 也不会有反应。人体反射区就像这些数字，我们的脏腑器官就是住户和门铃，它是一个准确对应的关系。比如，我们足底就有肾的反射区，刺激足底的相应部位，那么肾就有感应，它的"门铃"响了，它就知道：哦，我有毛病了，该调理了。这样就相应地把肾的自愈潜能给调动起来了。

说到这里，有些父母可能会问：为什么足底会有肾的反射区呢？这种反射区疗法有什么科学的依据吗？实际上，反射区疗法的治病原理主要来自于"全息理论"。这一理论是由山东大学张颖清教授最早提出来说，他认为一切动植物都是由全息胚组成的，它包含着生物整体的全部信息。以大蒜为例，只要把一瓣蒜种到地里，收获的时候就会变成一头蒜；同样，把土豆的一个芽眼种下去，就能长出一个完整的土豆。事实上，那一瓣蒜，或者土豆的芽眼就是一个全息胚。只要对全息胚进行刺激，整个生命体相对应的部位就会受到影响。

后来，张教授又将全息理论引入到人体，逐渐发明了反射区疗法。他发现，在人手部第二掌骨侧存在着一个新的有序穴位群，他称之为"第二掌骨侧的全息穴位群"。第二掌骨的远心端是头部，近心端是足部，其骨侧的穴位分布结果，恰恰像整个人体在这里的缩影，也就是说第二掌骨侧包含着人的整体各个部位的生理、病理信息。我们生病之后，对这些部位进行按摩刺激，就可以达到调解治疗的效果。

当代保健专家杨奕老师对反射区疗法也颇有研究，她在自己的养生著作《手到病自除》中指出："用全息反射疗法治病，主要是能让人做到不存病。"她认为，一般人在生病之后到医院进行确诊的时候，实际上已经错过了治病的最佳时期。中医一向倡导"良医治未病"，当孩子身体的某些部位受到伤害、出现病变之后，都会在其相应的反射区上显现出来，最初虽然不会太明显，但已经是身体对我们发出了警告，这时候只要利用反射区疗法，就可以把疾病消灭于萌芽状态，根本不让它有发展的机会。

比如，孩子可能几天没有大便了，这说出现了便秘问题，这时候赶紧在小肠和大肠反射区上刺激一番，就不用等到病情严重的时候再去找医生。另外，如果孩子经常气喘，则说明气管或肺上出现了问题，这时候赶紧刺激这两个反射区，就能及时得到缓解。总之，只要学会了反射疗法，你的手到孩子身体哪里，孩子哪里就会没病没灾。

值得一提的是，我们身上有很多全息胚，比如耳朵、手掌、足底、面部、腹部、背部等，这些全息胚上都有完整的五脏六腑的反射区。而对于孩子来说，最常用的就是足部反射区，因为其他反射区或者不便操作，或者影响比较小。事实上，父母们只要对孩子足部反射区有一定了解，并掌握其疗法，那么孩子的健康就可以得到保障了，至于其他的反射区，如果没有十足的把握，也没有必要去冒险刺激，免得弄巧成拙、得不偿失。

育儿小贴士

反射区和穴位的区别，首先在于它们的治病原理不同。穴位根据的是传统医学上的经络气血，人体是由气血贯穿的，气血畅通人就健康，而刺激穴位就是保持气血畅通的根本方法。反射区的原理则是"全息理论"，人体由许多全息胚组成，每个全息胚都对应着人体全部的生理信息，刺激全息胚就是刺激人体相应的部位。另外，具体到形式上，穴位基本上是一个点，而反射区则往往是一小片、一个区域。

安全的足部反射区疗法

足部反射区疗法是通过各种按摩手法对足部各个反射区的刺激按摩，使人体的生理机能得到调整，提高自身免疫系统的功能，从而防病、治病，起到保健强身目的的按摩方法。

其具体操作方法与穴位按摩既有相似之处，但也有很大的不同。由于孩子的脚很小，我们除了用手直接按摩之外，还可以借助按摩棒之类的一些辅助工具。

在按摩棒的选择上，要注意在使用时既方便又省力，适合按压脚部各个部位，用力时力度、方向能轻松自如。另外，质地要细密，以免刮伤孩子的皮肤，但也不要太过光滑，以免打滑、使不上力。

下面，我们就具体来为各位父母介绍一些关于孩子足部反射区常用的按摩手法：

1. 推法

常用的推法是指推法。操作时用拇指指端或指腹着力于足部一定的反射区上进行单方向的直线推动，紧贴体表，用力要稳，速度要缓慢均匀。

当觉得患部有病理反应物，气血淤滞，一般要用推法，推几次后皮下组织受到刺激，可能会肿起来，只要继续多推几次，就能把肿胀、有病理反应物的地方推散。

如患部在斜方肌、肺等反射区，宜使用按摩棒来推，四指扣住脚侧当支点，拇指抵住棒颈，另一手扶住棒体，方向与中足骨平行，沿着骨缝斜倾 20 度左右，拇指用力向上推。

2. 揉法

用拇指腹在一定的部位上，以打圆圈的方式环状旋转移动，这种手法与按摩法相比，力道要强而深一些，操作时压力要轻柔，动作协调而有节律，刺激量小。本手法常用于消肿止痛、活血化淤、消积导滞等。

另外，也可以拇指扣住脚底固定做支点，弯曲食指侧面贴近平坦而面积较大的某些部位，作打圆圈式的环状旋转移动，如脚踝周围的淋巴反射区、脚跟内外侧的反射区。

3. 滚法（使用按摩棒）

这种手法主要适用于脚大趾头部反射区。左手四指握住孩子脚拇指背，按摩棒的圆头放在脑部反射区上，拇指尖抵住棒颈，用力下压纵向往前推；右手握棒，保持方向旋转棒体。这一区域的痛觉特别敏感，滚动时宜重而慢，要注意孩子的表情，孩子难以忍受的时候宜轻一些。

4. 抠法

将拇指固定作为支点，然后用食指的指尖在骨缝中抠挖。通常，病理反应物大多沉积在骨头跟肌肉中间的骨缝，用食指的指尖在骨缝中抠，拇指固定做支点然后使力，就能将沉积物疏散。

另外，也可以将食指弯曲，用食指的第一、第二关节及中间节侧面，以拇指固定做支点，食指侧面向上抠拉。

5. 挟拉法

挟拉法可以有两种方式，一种是像梳头一样，手指深入脚趾趾缝中向外挟拉；另一种则是拇指在下，食指、中指在上，挟住脚趾，从基节向末端做大面积的挟拉。

6. 扣拉法

将四指扣住孩子的脚背做支点，拇指关节弯曲，抵住反射区为力点，拉过反射区，使反应物扩散，可以单手操作。

7. 拿捏法

用大拇指、食指、中指把肌肉多的部位捉拿起来，可用于坐骨神经痛、肌肉麻痹或手臂酸痛的患者。捏松后能促进血液循环，但在用捏法时力度要轻些，因为通常需要捏的孩子，都是循环不好、肌肉僵硬、身体已很不舒服了。

8. 扣压法

扣压法可分为单扣法和双扣法两种：

（1）单扣法

用食指、中指指关节，直接抵住反射区，另一手握住脚背向定点扣压略带推或拉的力量连续运作。与按法不同的是，它用骨节背面的尖端，而按法则是用指腹或指端。

单扣法也可使用按摩棒：右手持按摩棒，尖端的小圆头轻压反射区，左手其他四个手指放在脚背上做支点，大拇指扣紧棒的尖端当力点，手指使力挟紧，右手只是扶着棒体，用力及滑动都用左手的大拇指（左手持棒时，要领相同）。

（2）双扣法

左手握住脚掌，拇指平伸，右手食指钩住左手拇指基节，以左手拇指为轴心，右手食指可定点扣拉。本法适用于反射区较深或容易滑脱的部位，如肾上腺、肾、脾、乙状结肠、直肠等。

孩子足疗的常规操作方法

　　足部反射区按摩疗法简称足疗。父母在给孩子做足疗之前，必须先要掌握一点足部反射区的常规操作方法，否则盲目地给孩子进行足部按摩，不仅不会起到保健的效果，稍有不慎还会对孩子的健康带来危害。

　　一般来说，父母给孩子做足疗必须注意以下几个方面：

　　首先是治疗的时间。在进行按摩治疗时，要根据孩子的病情及体质，掌握好按摩的时间。一般来说，对单一反射区的按摩时间为2～3分钟，但对肾、输尿管、膀胱反射区必须按摩到3分钟，以加强泌尿功能，从而把体内的有毒物质排出体外。而总体按摩时间应控制在20分钟，对重病患者，可减为10分钟，按摩时间过长或过短都不利于孩子恢复健康。另外，重症、急症病人，每日按摩1次，慢性病或康复期间可隔日1次或每周2次，一般以7～10次为1个疗程，休息几日，再进行第2个疗程，直至痊愈为止。

　　其次是按摩的顺序。如果进行全足按摩，一般先从左脚开始，按摩3遍肾、输尿管、膀胱三个反射区，然后再按脚底、脚内侧、脚外侧、脚背。由脚趾端向下依次按摩，即总体按摩方向是向心性按摩，沿着静脉、淋巴回流的方向按摩。如记忆不清，可将足反射区图放在旁边，按图索骥进行按摩，一般情况下每个反射区按摩3次，必要时可增至6次。重点按摩时，大致上可按照基本反射区→病变反射区→相关反射区→基本反射区的顺序进行。按摩结束后，无论是全足按摩还是重点按摩，都应将按摩完毕的脚踝先按顺时针方向再按逆时针方向分别摇转4~6次，才可结束。

当然，在按摩时，关键是要找准敏感点，这样不需要用多大力量，被按摩处就会有酸痛感觉，这样才会有疗效；如果找不到敏感点，只会全无效果而白费力气。

再次是按摩的力度。在进行足部反射区按摩时，按摩力度的大小是取得疗效的重要因素，力度过小无效果，反之则使孩子无法忍受，治病不成反增病。所以，按摩一定要适度、均匀。所谓适度，是指以按摩处有酸痛感，即以"得气"为原则，儿童一般不宜太重，尤其是身体虚弱的儿童。而所谓均匀，是指按摩力量要渐渐渗入，缓缓抬起，并有一定的节奏，不可忽快忽慢，时轻时重。快节奏的按摩一般适用于急、重症和疼痛严重的疾病，慢节奏的按摩主要适用于慢性疾病。

育儿小贴士

经络疗法有补和泻的说法，反射区也有，但跟经络疗法的补泻不同，反射区的补泻很简单，手法轻、柔即是补，手法重、硬即是泻，一般对于儿童来说，宜补不宜泻，但在特殊情况下，也可适当泻一泻。

儿童足疗有十点需注意

足部保健按摩，疗效显著，当体内有病时，在足部找到与病变组织器官相对应的特定区域，刺激该区域就能使疾病减轻或消除。但是，各位父母一定要注意，孩子不比成人，为其进行足部按摩时一定要用心仔细，而且要有十足的耐心，把必须注意的事情都注意到，这样才能收到疗效，保证孩子的健康。

上述要求可能有些笼统，到底该如何用心，如何细致父母们可能掌握不好尺度，下面我们就具体为父母们介绍一下需要注意的事项：

（1）足部按摩场所要保持整洁，空气新鲜，温度适宜。

（2）饭前半小时内，饭后一小时内不要进行反射区按摩。另外，中午12时左右是大气污染最为严重之际，所以也不要进行反射区按摩。

（3）按摩治疗前，父母要将指甲剪短，以防在治疗中刺伤孩子皮肤，用肥皂将双手和孩子的双脚洗净，在按摩的反射区内均匀地涂上按摩膏，能起润滑皮肤和清热解毒、活血化淤作用。

（4）按摩时，风扇不宜直接吹到孩子的脚部，按摩结束后，孩子在1小时内不宜用冷水洗脚，父母也不可马上用冷水洗手，应休息片刻后用温水涂肥皂洗净双手。

（5）凡足部长期接受刺激、足部反射区敏感度减弱的孩子，可在操作前用1∶100比例的温盐水浸泡双足15分钟，或让其休息2~3天后再接受操作。

（6）如果孩子的足部有外伤、感染、溃烂或癣症，应避开此处进行按摩，情况严重的则不能用足部反射区疗法。如果因操作不当引起局部肿胀、淤血，必须等到局部恢复正常后再进行按摩。

（7）给孩子进行足部施术时，应尽量避开骨骼突起处，以防损伤骨膜。对一些敏感的反射区和穴位也应避免重刺激。

（8）施术后半小时内应喝温开水 100～200 毫升，不应喝茶、酒或其他饮料。

（9）有的孩子在接受按摩治疗后，可能出现低烧、发冷、疲倦、腹泻等全身不适症状，甚至暂时病情加重或出现尿液颜色变深、气味加重，或有絮状物、大便变黑等现象，这是按摩后出现的一些反应，可继续坚持治疗，数日后上述情况即可消失而恢复正常。

（10）如果孩子患的是慢性病，在足部反射区治疗期间，一般可停服抗生素、止痛片、镇静剂之类药物，其他病症可按照医师处方服药同时进行足部按摩，待病情好转后再逐渐减少药量直至完全康复而停药。

育儿小贴士

如果孩子现在正在吃药，那么也可以用反射区疗法，药暂时先别停，过去怎么吃，现在还怎么吃，等孩子的症状渐渐好转之后再慢慢停药。

孩子常见病足部反射区处方

通过对前几节内容的学习，相信各位家长已经对孩子足部反射区疗法的一般常识有了一定的了解，下面，我们将为各位家长着重介绍几种儿童常见病的足部反射区的按摩方法。事实上，足疗并不困难，相信各位父母很快便能顺利掌握，并通过这种方法给孩子带来健康。

1. 小儿流鼻血处方

主治反射区：额窦、鼻、肺、脾、肝。

2. 小儿气喘处方

主治反射区：气管、肺、胸管淋巴、右淋巴干、肾上腺、肾。

3. 小儿腹泻处方

主治反射区：大脑、脾、肾、腹部淋巴、小肠。

4. 小儿健脑处方

主治反射区：大脑、脾、肾、肝、小肠。

5. 儿童近视的处方

主治反射区：脑垂体外侧的深部反射区、额窦、眼、肾、肝。

6. 小儿减肥处方

主治反射区：脑垂体、甲状腺、胃、脾。

7. 提高小儿免疫力处方

主治反射区：上身淋巴、胸管淋巴、右淋巴干、腋下淋巴、脾、肾。

为了方便父母们学习应用，除了反射区处方之外，我们再为大家介绍一些常见反射区的按摩手法：

1. 大脑反射区

反射区位置：脚拇趾末节趾腹全部表层。

按摩手法：如果是徒手按摩，可将手上沾油，将脚拇趾末节分五等分，由下往上推或反方向拉，反应物较硬时用拇指扣拉法或定点扣压。如果使用按摩棒，则不需要沾油，从下往上用滚法，右手拿棒不使力，只旋转，左手拇指腹用力向上推（回到原处不使力，只是单向滚动）。

2. 脑垂体反射区

反射区位置：脚拇趾末节趾腹中心偏内侧垂直深处。

按摩手法：徒手按摩可用推法或反方向扣拉法，反应物较硬时用拇指节扣拉法或定点扣压。如果使用按摩棒，由定点的下方向上，不沾油用滚法，沾油用推法。

3. 脑垂体外侧的深部反射区

反射区位置：脚拇趾末节趾腹中心偏外侧垂直深处。

按摩手法：徒手按摩可用推法或反方向扣拉法，反应物较硬时用拇指节扣拉法或定点扣压。如果使用按摩棒，由定点的下方向上，不沾油时用滚法，沾油时用推法。先按左脚，再按右脚。

4. 眼反射区

反射区位置：脚第二、三趾趾腹下方，中间节加基节上端位置及趾腹下半。

按摩手法：此反射区只可用徒手按摩，用推法从基节用拇指指腹向上推，或用食指抠法。先按左脚，然后再按右脚。

5. 甲状腺反射区

反射区位置：脚拇趾基节下端与第一跖骨上端一部分所围成的反射区。

按摩手法：徒手按摩可先将反射区分四条纵线用指腹推法从下而上推，反应物较硬时用定点扣压法。使用按摩棒，沾油用推法或抠法。

6. 气管反射区

反射区位置：脚背一、二趾间至第一、第二楔状骨前的隙缝中心一小管状（较深处）。

按摩手法：如果是徒手按摩，可用推法或食指侧抠法，顺着骨缝推拉，一般先按左脚，然后再按右脚。如果使用按摩棒，则需棒头沾油用推法。

7. 胸管淋巴、右淋巴干反射区

反射区位置：脚背第一、第二跖骨间的缝隙。

按摩手法：如果是徒手按摩，可用推法或食指侧扣法，顺着骨缝从下往上推拉，可与斜方肌反射区一同操作。如果使用按摩棒，可沾油后用推法。

8. 上身淋巴反射区

反射区位置：脚背跖骨上半至各趾基节位置。

按摩手法：一般只用徒手按摩，可用挟拉法（往远心端）或推法（用指腹由下往上推并往近心端），一般先按左脚，再按右脚。注意不要太用力。

9. 肾反射区

反射区位置：脚第三跖骨下端向内侧延伸如蚕豆状的反射区，大约有一拇指指腹大。

按摩手法：如果是徒手按摩，可用推法或双手扣压法，注意不可压得太深，更不可以将脚板向后扳直按摩，以免伤到肌腱。如果使用按摩棒，则沾油后用推法或扣拉法。

10. 肾上腺反射区

反射区位置：脚底第二、三跖骨下端1/4的缝隙中，偏向第二趾，有如盖在肾脏反射区上的小帽子。

按摩手法：如果是徒手按摩，可用双手扣压法从上往下扣压，一般先按左脚，然后再按右脚，可与肾脏反射区一同操作。如果使用按摩棒，则需要沾油后用推法或扣拉法。

11. 肺反射区

反射区位置：脚底第二、三、四、五跖骨（中足骨）上半段围成的反射区。

按摩手法：如果是徒手按摩，可用推法或拇指节扣拉法，顺着骨缝推拉，使反应物逐渐软化消散。如果使用按摩棒，可沾油后用推法。

12. 脾反射区

反射区位置：左脚底第四跖骨，接近基座，紧邻肾脏反射区的外侧。

按摩手法：徒手按摩可用推法或双手扣压法，使用按摩棒则需沾油后用推法。值得注意的是，此反射区只按左脚即可，右脚没有。

13. 肝反射区

反射区位置：右脚脚底第二、三、四跖骨基座至1/2高向右延伸至第一跖骨外侧下方约1/3处，斜向左下延伸至第四跖骨基座。

按摩手法：徒手按摩可用推法或扣压法，使用按摩棒沾油后用从下往上推法。此反射区只按右脚即可，左脚没有。

14. 胃反射区

左脚反射区位置：左脚脚底第一、第二跖骨下端与楔状骨相交关节处以上约一大拇指大小的区域。

右脚反射区位置：右脚脚底第一跖骨与楔状骨相交关节处以上约一大拇指大小，向第二跖骨基部延伸。

按摩手法：徒手按摩可用推法或食指侧抠法，反应物较硬时用扣拉法或定点扣压法。如使用按摩棒，棒颈沾油用推法或抠法。

15. 小肠反射区

反射区位置：由上行结肠、横行结肠、下行结肠及乙状结肠反射区所围成的中间区域。

按摩手法：徒手按摩可用推法或扣法（四指指节旋转扣压），要顺着肌肉纹理往上或往下推，不要同时来回推。如果使用按摩棒，可用纵向推法或扣拉法。

16. 额窦反射区

反射区位置：脚拇指末节指腹上端约1/4半圆处。

按摩手法：徒手按摩可用推法或用拇指节扣拉法，反应物较硬时可用定点扣压。如果使用按摩棒，不沾油可左手四指在外，大拇指在内握住孩子的左脚，左手食指扣住脚趾，保护住孩子的趾甲，拇指扣压棒体，以扇形用滚法从左向右滚动；沾油时用推法。一般先按左脚、后按右脚。

17. 腋下淋巴反射区

反射区位置：脚背四、五趾基节下端关节间至跖骨1/2处的缝隙，肩关节反射区下方。

按摩手法：一般只用徒手按摩，可用推法，顺骨缝从下向上推。

育儿小贴士

孩子扁桃体经常发炎，也可以用反射区疗法彻底治愈。一般扁桃体发炎需要重点按摩的反射区有：扁桃体、淋巴结、脑垂体、肾上腺、脾、肺、大肠等，每天一次或隔天一次，每次做20分钟，坚持下来，直到症状消除。另外，也可以让孩子多揪揪耳垂，因为耳垂是耳部的扁桃腺反射区。

孩子足部反射区的选用原则

父母在为孩子选用足部反射区疗法时要遵循一定的原则，具体来说是要根据孩子病变所在的部位，即受累的脏腑器官，而不是根据其具体的病症。所以，同一器官、同一系统的各种病症，应选取大致相同的反射区。反过来说，同一反射区可以用来治疗不同的病症。

值得注意的是，肾、输尿管和膀胱这三个反射区，是足部按摩中极其重要的区域，也叫做"基本反射区"。它们的作用是增强排泄功能，将"毒素"或有害物质排出体外，因此，父母每次为孩子按摩前以及结束时都要连续帮孩子按摩这三个反射区各4~5遍。

父母们在为孩子选取好基本反射区时，要接着选取与病变器官相对应的反射区，例如：

各种眼病——眼反射区。

各种耳病——耳、内耳迷路反射区。

各种鼻病——鼻、额窦、扁桃体、肺及支气管等反射区。

颈部疾病——颈椎、颈项等反射区。

肾脏疾病——肾反射区。

肾上腺病症——肾上腺、垂体反射区。

胆病——肝、胆囊反射区。

肝病——肝、脾、胃、肠等反射区。

肺病——肺及支气管、喉与气管、心等反射区。

胃及十二指肠疾病——胃、十二指肠、腹腔神经丛、甲状旁腺等

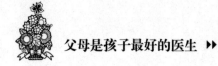

反射区。

食管疾病——食管、胃、胸等反射区。

支气管疾病——肺及支气管、鼻、扁桃体等反射区。

小肠疾病——小肠、腹腔神经丛、甲状旁腺等反射区。

大肠疾病——小肠、回盲瓣、盲肠、升结肠、横结肠、降结肠、乙状结肠及直肠、肛门、腹腔神经丛等反射区。

前列腺症——前列腺、尿道、垂体、甲状旁腺、生殖腺、肾上腺等反射区。

垂体病症——脑垂体（垂体）、头部（大脑）等反射区。

甲状腺病症——甲状腺、垂体、肾上腺、小脑及脑干等反射区。

甲状旁腺病症——甲状腺、甲状旁腺反射区。

睾丸疾病——睾丸、垂体、头部（大脑）、肾上腺、甲状腺等反射区。

皮肤病——脾、肾上腺、甲状旁腺、淋巴结（依患病部位而选取不同部位的淋巴结）、胃肠等反射区。

除此之外，由于人体的结构和功能是统一的，所以除选取病变器官相对应的反射区外，还应根据不同性质的病症，和脏腑器官的相关性质去选取同一系统的相关反射区，疗效会更显著，例如：

肺部：除已选取的反射区外，还应增加鼻、咽喉、扁桃体、胸部淋巴结等反射区。

各种炎症：应选取脾、淋巴结（依患病部位而选取）、肾上腺、甲状旁腺、扁桃体等反射区来配合。

脑血管病：除选取头部（大脑）、小脑及脑干、额窦等反射区外，还应增选心等反射区。

各种癌症：应选取脾、淋巴结（依患病部位而选取）、肾上腺、甲状腺、甲状旁腺等反射区相互配合以增强免疫力。

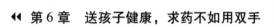

育儿小贴士：

　　虽然反射区很复杂，但实际上，利用反射区疗法给孩子调病、治病很简单，就是给孩子身体找"别扭"，父母有时间就可给孩子按按脚，只要发现有酸痛，有疙瘩或其他异物的，就肯定是相应的器官出现了问题，只要坚持给孩子按摩这个部位，把毒素消解，孩子就健康了。

足部按摩要根据时间、季节和体质来定

如今，足疗十分流行，大街小巷都有不少足疗店。这是因为足疗确实能够治疗很多疾病，帮助人体恢复健康。

我们知道，脚是人的根，在根上疏理、疏通的效果当然是最好的。按摩足部如同生炉子一样，炉子里堆了很多煤块，塞得太实了，火就不容易烧得旺、烧得透。只要在炉子底下捅一捅，让其稍有一些空隙、松动，整个炉子的火就会一下燃起来。但若是炉子已经烧得很旺了，你还在反复地捅炉底，只能是大量消耗煤块，浪费能源，而且时间一长，炉子的火没了底气，燃烧的速度就会慢下来，并且还有可能会熄灭。

其实，足部按摩和捅炉底是一个道理，很多人在刚开始做的时候，感觉效果非常明显，就是因为它的确非常有效地疏通了经络。可时间一长，人反倒容易疲劳了，特别是在冬天，是贮存能量的季节，要是还做足部按摩，还在不断捅炉底，大量消耗自身的能源，可想而知，身体反倒会越来越虚弱。这一点，我们在给孩子按摩的时候一定要多加注意。

虽然足部按摩是一个非常好的治病保健方法，但也只有各位父母正确运用，才能帮孩子除病强身，如果用得太勤、不分季节、不分体质，就可能适得其反，影响孩子的健康。

冬天，父母们尽量不要或少给孩子做足部按摩。如果非要做，半个月一次就足够了。另外，给孩子做足部按摩的同时，补血、补肾的食疗也必须跟上。不过，如果你的孩子身体比较虚弱的话最好少做，即便要做，也不要做全足按摩，只要针对其身体的不适之处，选择一两个反射区适当按摩就可以了，并且按摩的时间不要太长，一两分钟也就行了。

看脚部暴露孩子的健康问题

前面我们已经讲过利用足部反射区，可以给孩子治病。事实上，足部反射区的作用不仅如此，它还可以用来给孩子诊病。由于地球引力的作用，人体所有的垃圾和废料都沉积在脚上，所以脚上可以看到的健康信息最全面、最丰富。因此，如果你想知道孩子究竟出现了哪些健康问题，观察他的脚就可以了。

1. 孩子的脚趾可能暴露的健康问题

（1）如果孩子的大脚趾红润饱满，趾甲透明有光泽，则表明身体健康。

（2）如果右脚第一趾比左脚第一趾大，表示孩子身体健康；反之，则孩子可能易患器质性病变。

（3）左脚第一趾尖端（肉球的顶端）像笔尖般并发硬似鼻骨硬度一样，表明这个孩子患有严重的脾胃虚弱。

（4）双足第一趾中间部分细、关节突出的孩子，多为先天性呼吸器官衰弱，比较容易患感冒等呼吸系统疾病。

（5）双足第一趾趾甲向上弯曲，表示孩子可能眼睛有问题，如近视、复视症等。

（6）双足第四趾趾根部的下方出现硬结，表示孩子肝功能不良，容易患眼部疾病（指眼神经的病变）。

2. 孩子的足内侧和足背可能暴露的健康问题

（1）脚踝水肿，说明孩子的肾有问题。

（2）如果孩子脚面上的大脚趾和第二趾中间有八字纹出现，表明孩子容易咳嗽。

（3）如果孩子的足背部出现红色斑点，那么可能身体的造血出现了障碍。

（4）如果足背部有疙疙瘩瘩隆起，则容易出现泌尿系统结石；相反，如果足背部出现了很多凹陷，则可能是肝有问题。

3. 孩子的足底可能暴露的健康问题

（1）正常情况下，脚底第一个趾头根部都是有两条线，如果只有一条横线，那表明孩子有可能是贫血，这条线越深，贫血的状况就越厉害。

（2）二三趾根部之间向外突出，表明孩子平常容易眼睛发干，发涩。

（3）如果孩子的四五趾根部突出，则可能容易导致耳鸣。

（4）如果孩子脚底板第四个脚趾往下有纵纹出现，同时在脚面大拇指和第二趾之间出现八字，说明这个孩子的肺部有问题。

（5）足部反射区局部出现明显肿胀、隆起，可能表明孩子该反射区相对应的脏腑器官患有慢性器质性病变。

（6）如果肾反射区向上浮出并且扩散到小肠，说明孩子的肾功能有些问题。如果小肠反射区也是向外突出的，说明孩子容易疲劳，精神不振。

（7）如果在甲状腺反射区外侧有一纹线通到三、四趾趾缝，这样的孩子可能经常做噩梦。

（8）脚下从胃到十二指肠的反射区有青筋表明孩子肠胃不好，如果此处有密集的青筋出现可能患有便秘。

（9）如果膀胱反射区较为突出，甚至形成一个圆形的软包，那么孩子可能是肾虚。

当然，我们凭借观察孩子的脚可以发现的问题还不只这些，所以，作为父母，我们一定要对孩子的脚多加关注，一旦发现异常，就要给孩子检查一下身体，以防万一。

赤足行，有效增强孩子体质

近年来，在国外特别是在日本，正兴起幼儿"赤足热"。据有关专家观察，推行幼儿赤足走路一段时间后，百分之八十以上的幼儿体质增强了，既少患伤风感冒等疾病，又可促进身高和体重的增长，还大大减少了扁平足的发生。

在前面几节中我们已经讲过，根据生物全息理论，足底是很多内脏器官的反射区，它可以说是人的"第二心脏"。摩擦刺激足底相应的反射区，便能激发潜能，调整人体失衡状态，达到防治疾病的目的。比如它对神经衰弱、近视眼、遗尿、急性扭伤、胃肠病、偏头痛、肾炎、关节炎等疾病都有较好的疗效。

为什么赤足走路会有这么多增进健康的功效呢？其中的奥秘在于让幼儿稚嫩的足底皮肤，经常直接接受地面摩擦的刺激，从而增强足底肌肉和韧带的力量，促进足弓的形成，避免出现平足，有利于缓冲走跳时引起的震荡。赤着双脚，经常裸露在新鲜空气和阳光中，还有利于足部血液的循环，提高抵抗力和耐寒能力，预防感冒或受凉腹泻等疾病。赤足走路，对刺激末梢神经兴奋、促进幼儿的智力发育，也大有裨益。

另外，经常让孩子双脚裸露在新鲜空气和阳光中，还有利于足部汗液的分泌和蒸发，增进末梢血液循环，提高抵抗力和耐寒能力，预防感冒和腹泻等症。赤足走的另一种功效是释放人体内积存过多的静电。赤足行有利于身体健康，但赤脚走路要注意以下两点：

第一，培养幼儿赤足走路，路面宜平坦、干净，要防止跌伤或足底被异物戳伤。

第二，赤足走路一段时间后，应及时洗干净脚掌。

第三，结束后用热水好好来个足浴。

专家认为夏季是孩子赤足走路的好季节，当然，由于天热，路面也会热，孩子赤足走一定要防灼伤。

此外，随着季节的变换，孩子的抵抗力也会随之下降，尤其是在冬季，孩子患呼吸系统、循环系统疾病的可能性会增加，父母经常帮其按摩足部相应的反射区可以促进其血液循环，提高机体抵抗力，从而有效地帮助孩子强健身体，抗病防病。

体虚孩子，用泡脚来刺激足部反射区

中医认为，脚是人体中离心脏最远的部位，冬天由于寒冷的刺激，脚部血管收缩，血液运行发生障碍，易诱发多种疾病。热水泡脚则可以改善局部血液循环，驱除寒冷，促进代谢，从而起到养生保健作用。另外，在前面我们已经知道，足部布满了反射区，与人体的五脏六腑相对应，而泡脚也是有效刺激反射区的一种方法，古有"养树需护根，养人需护脚"之说，用热水泡泡脚不仅舒服，还能疏通经络、消除疲劳，让人睡得香甜、精力充沛。不过对于孩子来说，泡脚是非常有讲究的，并不是所有的孩子都需要泡脚，只有那些体质较差、经常出虚汗、爱生病的孩子需要经常泡泡脚，而健康的孩子没有必要泡脚，洗洗就可以了。因为，人的脚由26块大小不同、形状各异的骨头组成，彼此间借助韧带和关节相连，共同构成一个向上凸的弓形——足弓。足弓主要是为了缓冲行走和跑跳时对机体的震荡，保护足底的血管和神经免受压迫。足弓是从儿童时期开始形成的，因此要从小就注意保护。若常用热水给小儿洗脚或烫脚，足底的韧带就会变得松弛，不利于足弓的形成和维持，容易形成扁平足。

此外，家长在给体虚的孩子泡脚时，也应注意以下几点：

1. 水的温度

给孩子泡脚时，水温要视孩子的具体耐热程度而定，不能太热，如果常用过热的水给孩子泡脚，就会使孩子足底韧带因受热而变形、松弛，不利于足弓发育，长久下去，容易诱发扁平足。

2. 泡脚的时间

很多人都认为晚上泡脚好，一是方便，二是利于孩子睡眠。但如果有充足的时间，可以根据孩子的体质，选择不同的时间，比如脾胃虚弱的孩子，泡脚时间可以选在早上 9 点左右，因为这个时候是脾胃经当令的时间，这时候给孩子泡脚补脾胃的效果最好；肾精不足的孩子，泡脚时间可以选择肾经当令之时，即 17～19 点。

3. 饭后半小时不宜泡脚

吃完饭后，人体内大部分血液都流向消化道，如果饭后立即用热水泡脚，本该流向消化系统的血液转而流向下肢，久了会影响消化吸收而导致营养缺乏。因此，最好吃完饭 1 小时后再让孩子泡脚。

此外，给孩子泡脚时，适当加入鹅卵石磨脚，可提高足浴的效果，促进孩子身体内的脉络贯通，达到交通心肾、疏肝理气、健脾益气、宁心安神的功效，更好地改善睡眠。

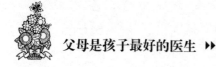

育儿小贴士

如果孩子患上了脚气，脚常常蜕皮、发红等，父母就要让孩子勤换鞋袜，并且尽量穿着透气性好的鞋和纯棉袜，还要注意尽可能地不让孩子和别人共用毛巾等用品；如果说用药物来解决的话，父母可到药店去买些叫"土荆皮酊"的药水来，在每天洗完脚后涂抹在孩子的脚底和脚趾上，同时在换了干净的鞋后，洒些药水在鞋内的头部和鞋内底部，有鞋垫的也应该洒些在鞋垫的脚头部，孩子每次换了干净的袜子后也洒些，这样在一个星期后孩子的脚气就会痊愈。

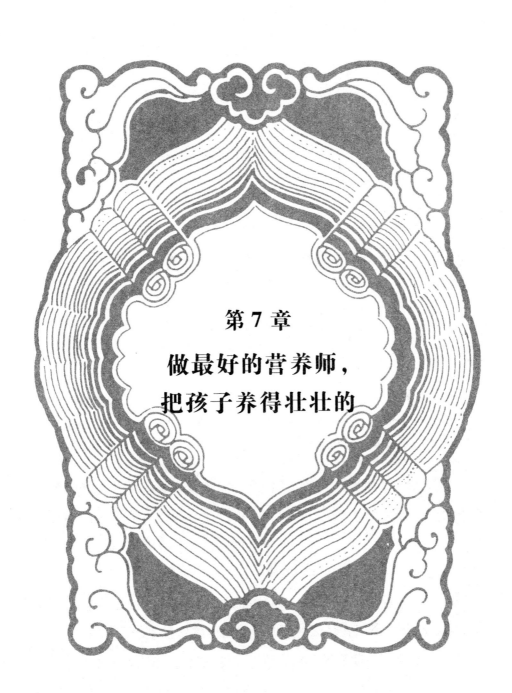

第 7 章

**做最好的营养师，
把孩子养得壮壮的**

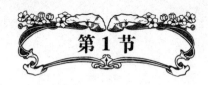

第 1 节

为孩子合理安排三餐，让孩子营养充足

一日三餐，让孩子的膳食接近营养科学

"人是铁，饭是钢"这句俗语道出了最深刻的道理，一日三餐是我们的生命所需，应该吃得营养、吃得健康，但是有多少人的一日三餐都是在凑合呢？应该为数不少吧。那么，一日三餐的时间与食物选择究竟由什么决定？下面我们就来介绍一下。

（1）生物钟与一日三餐：人体内的消化酶在早、中、晚这三段时间里特别活跃，所以在什么时候吃饭是由生物钟控制的。

（2）大脑与一日三餐：人脑每天占人体耗能的比重很大，而且脑的能源供应只能是葡萄糖，每天大约需要 110～145 克。而肝脏从每顿饭中最多只能提供 50 克左右的葡萄糖。经过一日三餐，肝脏才能为人脑提供足够的葡萄糖。

（3）消化器官与一日三餐：固体食物从食道到胃约需 30 ~ 60 秒，在胃中停留 4 小时才到达小肠。因此，一日三餐间隔 4 ~ 5 小时，从食物的消化时间上看也是比较科学的。

（4）三餐中食物的选择：一日三餐的主食和副食应该荤素搭配，动物食品和植物食品要有一定的比例，最好每天吃些豆类、薯类和新鲜蔬菜。一日三餐的科学分配是根据每个人的生理状况和工作需要来决定的。如按食量分配，早、中、晚三餐的比例为 3：4：3，如果按照每天吃 500 克主食来算，那么早晚各应该吃 150 克，中午吃 200 克比较适合。

下面有个小测试，你可以将其与生活中孩子的真实情况进行对照，满分 120 分，看看你的孩子能得多少分，得分越高，表明他的膳食越接近营养科学。

（1）从来没考虑过如何吃饭的问题，有啥吃啥。（有，扣 5 分；无，不加分）

（2）凭个人口味，爱吃的多吃，不爱吃的少吃，持"适口而吃"的观点。（有，扣 10 分；无，加 10 分）

（3）知道平衡膳食的组织原则及实施方法。（有，加 10 分；无，扣 10 分）

（4）不吃早餐，或吃简单早餐。（有，扣 5 分；无，不扣分）

（5）晚餐很丰盛，吃得特别多。（有，扣 5 分；无，不扣分）

（6）喜欢并经常食用快餐或方便面。（有，扣 5 分；无，加 5 分）

（7）有挑食、偏食等不良饮食习惯。

a. 不爱吃蔬菜。（有，扣 5 分；无，加 5 分）

b. 不爱吃豆制品。（有，扣 5 分；无，加 5 分）

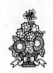

c. 不爱吃水果。（有，扣5分；无，加5分）

d. 不爱吃荤菜。（有，扣5分；无，加5分）

e. 不爱吃牛奶。（有，扣5分；无，加5分）

f. 不爱吃鸡蛋。（有，扣5分；无，加5分）

（8）喜欢并经常吃油炸食品。（有，扣5分；无，加5分）

（9）喜欢并经常吃冰淇淋、巧克力、糖果等甜食。（有，扣5分；无，加5分）

（10）喜欢并经常吃全麦面包及粗杂粮。（有，加5分；无，扣5分）

（11）喜欢并经常喝软饮料。（有，扣5分；无，加5分）

（12）喜欢并经常吃新鲜的天然食品。（有，加5分；无，扣5分）

（13）喜欢并经常按照食品广告选择食品。（有，扣5分；无，加5分）

（17）喜欢并经常吃得很咸。（有，扣5分；无，加5分）

（18）喜欢并经常吃菜多吃饭少。（有，扣5分；无，加5分）

孩子的早餐不可忽略

一日三餐中，早餐是非常重要的，然而有很多人却恰恰忽略了早餐。

延年益寿的要素之一就是要每天坚持吃早餐。在生活中应把早餐放到重要的位置。如不吃早餐，易造成精神不振。人体所需要的能量，主要来自糖，其次靠脂肪的分解氧化。早饭与头一天晚饭间隔时间多在10个小时以上，胃处于空虚状态，不吃早餐会使人体血糖下降，造成思维混乱、反应迟钝、精神不振。其次，不吃早餐易致身体发胖。因只吃两餐，肚子饥饿，在晚餐时必然会吃下过多的食物，饭后不久就睡觉，极易造成体内的脂肪堆积，使人发胖。其三是易患胆结石。人在早晨空腹时，体内胆汁中胆固醇的饱和度较高，吃早餐有利于胆囊中胆汁的排出；反之，容易使胆汁中的胆固醇析出而产生结石。

由此可见，孩子每天吃好早餐十分重要。而要让孩子吃好早餐，父母就要对餐前活动、营养量、主副食品搭配等都要予以重视。理想的做法是，起床后先让孩子做些室外运动，呼吸新鲜空气，可增进孩子食欲，有助消化。最少活动30分钟后再吃早餐。早餐营养量须占全天营养的1/3以上，一般以糖类为主，还应有足够的蛋白质和脂肪。

育儿小贴士

清晨，孩子的胃肠道功能尚未由夜间的抑制状态恢复到兴奋状态，消化功能弱，食欲也不好，此时若只吃一些缺乏水分的干燥食物，肯定吃不多，也不容易消化。所以，早上不要给孩子吃干食。

同时，通过一夜睡眠，孩子的身体消耗了不少水分，已经处于相对脱水状态，应当及时为孩子补充一定量的水分。

早餐营养最重要

"一日之计在于晨"，吃好早餐对人的健康也非常重要。俗语"早餐吃得像国王"就是说早餐应吃一些营养价值高、少而精的食物。因为人经过一夜的睡眠，头一天晚上摄入的营养已基本耗完，早上只有及时补充营养，才能满足上午工作、劳动和学习的需要。但是很多人由于生活忙碌，养成了不吃早餐的习惯，这对身体有百害而无一利。

不吃早餐对身体的危害主要表现在：

（1）不吃早餐精力不集中，情绪低落。经过一晚上的消化，体内血糖指数较低，这时如果不吃早餐补充能量，身体没有充足的养分供应身体各部，人就容易疲倦，精神难以集中，并出现记忆力下降、反应迟钝等症状。

（2）不吃早餐容易衰老。早餐提供的能量和营养在全天的能量摄取中占有重要的地位，不吃早餐或者早餐质量不好是全天营养摄入不足的主要原因之一。人长期营养不足就会导致皮肤干燥、起皱和贫血等。

（3）不吃早餐容易引发肠炎。不吃早餐，肠胃一上午都在空运化，中午突然吃很多东西，消化系统负担过重，容易患肠胃疾病。

（4）不吃早餐罹患心血管疾病的机会加大。经过一夜的空腹，人体血液中的血小板黏度增加，血液黏稠度增高，血流缓慢，明显增加了中风和心脏病的风险。缓慢的血流很容易在血管里形成小血凝块而阻塞血管，如果阻塞的是冠状动脉，就会引起心绞痛或心肌梗死。

（5）不吃早餐容易发胖。不吃早餐，中餐吃的必然多，身体消化吸收不好，最容易形成皮下脂肪，影响身材。

列数了不吃早餐的危害，也就凸现了早餐的重要性，那么早餐应该怎样吃，吃什么，这同样是需要我们关心的问题。

（1）早餐的时间。研究证明，7 点到 8 点吃早餐最合适，因为这时人的食欲最旺盛。早餐与中餐以间隔 4～5 小时左右为好。如果早餐较早，那么数量应该相应增加或者将午餐时间提前。

（2）早餐前应先喝水。人经过一夜睡眠，从尿、皮肤、呼吸中消耗了大量的水分和营养，早餐起床后身体正处于一种缺水状态。因此，早上起来不要急于吃早餐，而应立即饮 500～800 毫升凉开水，既可补充一夜流失后的水分，还可以清理肠道。但不要在吃早餐前喝较多的水。

（3）对于早餐，不同的人群应该有不同的搭配方案。

儿童：儿童正是生长发育的旺盛时期，应注重补充丰富的蛋白质和钙。首先要少吃含糖量较高的食物，以防引起龋齿和肥胖。在条件许可的情况下，儿童的早餐通常以一杯牛奶、一个鸡蛋和一两片面包为最佳。牛奶可与果汁等饮料交替饮用。面包有时也可用饼干或馒头代替。

青少年：青少年时期身体发育较快，特别需要足够的钙、维生素 C、维生素 A 等营养素。因此，合适青少年的早餐是一杯牛奶、一个新鲜水果、一个鸡蛋和二两干点（主要是馒头、面包、饼干等碳水化合物）。

中年人的早餐：人到中年肩负工作、家庭两大重任，身心负担相对较重，为延缓衰老过程，其饮食既要含有丰富的蛋白质、维生素、钙、磷等，又应保持低热量、低脂肪。可以选择脱脂奶、豆浆等饮料，粮食方面一般的馒头、面包都可以，还可以选择吃个水果和鸡蛋，不要吃油条和比较甜的食物。

早餐还可以吃些蔬菜，如葱、青菜、萝卜之类，但是不用太多。早餐吃得过多，会影响中午的进食，也会导致肥胖。

育儿小贴士

现在有很多家长喜欢一早就给孩子喝蔬果汁，理由是帮助孩子摄取蔬果中直接的营养及清理体内废物。但是，他们却忽略了一个非常重要的问题，那就是人的体内永远喜欢温暖的环境。只有当身体温暖的时候，人体的微循环才会正常，氧气、营养及废物等才会得到正常的运送。

从中医角度来看，吃早餐时是不宜先喝蔬果汁、冰咖啡、冰果汁、冰红茶、绿豆沙、冰牛奶的。因为，这样一来，也许在短时间内不会感到身体有什么不舒服，但事实上会使身体日渐衰弱。

所以，父母早上应该给孩子准备热食，以免使孩子伤胃伤身。

午餐搭配更重要

午餐是三餐中最好补充营养的时候，尤其要注重蛋白质的补充。蛋、肉、豆、菜等要搭配好，以保证正常的能量需要。午餐热量分配以占全天总热量的35% ~40%为宜。最好多吃一些含有微量营养素的食物，像谷类主食、新鲜水果、蔬菜、动物肝脏、豆制品等。当然，餐后别忘了给孩子准备一个水果。

现在，很多家长都选择让孩子带午饭到学校吃，那么怎样保证孩子自备午饭的营养和卫生呢？

（1）主食要粗细搭配，花样多变。副食应品种多样，营养丰富，供给足够的蛋白质、脂肪、维生素和矿物质。如果只考虑携带方便或怕麻烦，品种单调，长期下去则会营养不足，影响健康。

（2）要带营养素损失少的菜。自备午餐一般都是把米饭放在饭盒里，饭在下，菜在上，中午在微波炉里热一下。因此，应尽量让孩子带一些营养素损失少的荤菜，如排骨、烧鱼、烧肉等。还应给孩子准备一些水果以供饭后食用，也可带点生吃的经过清洗、消毒的蔬菜，如西红柿、黄瓜、小水萝卜等，以补充维生素。

（3）要注意饮食卫生。在选择食物时要选用不易变质，可以保存几个小时的食物。切勿给孩子带头一天剩下的饭菜，这样的饭菜已经不新鲜或者变质，是不卫生的。

午饭时喝酸奶，有益孩子健康

酸奶中含有大量的乳酸、醋酸等有机酸，它们不仅赋予了酸奶清爽的酸味，还能帮助它形成细嫩的凝乳，从而抑制有害微生物的繁殖，同时，会使肠道的碱性降低，酸性增加，促进胃肠蠕动和消化液的分泌。

午餐时让孩子喝一杯酸奶，对于那些吃完午餐就不再活动，容易导致消化不良或脂肪积累的孩子来说，非常有益。同时，酸奶中的酪氨酸对于缓解心理压力过大、高度紧张和焦虑而引发的人体疲惫有很大的帮助。经过乳酸菌发酵，酸奶中的蛋白质、肽、氨基酸等颗粒变得微小，游离酪氨酸的含量大大提高，吸收起来也更容易。午饭时或午饭后喝一杯酸奶，可以让孩子放松心情，在整个下午都精神抖擞，更有利于提高学习效率。

晚餐像贫民，吃得少孩子才会更健康

现在对于大多数人来说，都已经颠覆了午餐才是正餐的饮食习惯，晚上反而吃得比较正式，这样的习惯容易引发多种疾病。高血压、糖尿病、心脑血管疾病、肝胆疾病等慢性病就与晚餐进食不当有着必然联系。

其实，晚餐才是最需要少吃的一餐，晚餐要吃的像贫民的说法就是这个道理。

首先，晚餐少吃睡得香。具体吃多少依每个人的身体状况和个人的需要而定，以自我感觉不饿为度。晚餐千万不能吃饱，更不能过撑。并且，晚餐后四个小时内不要就寝，这样可使晚上吃的食物充分消化。

其次，晚餐少吃少患结石。有关研究表明，晚餐早吃可大大降低尿路结石病的发病率。人的排钙高峰常在进餐后4～5小时，若晚餐过晚，当排钙高峰期到来时，人已上床睡觉，尿液便潴留在输尿管、膀胱、尿道尿路中，不能及时排出体外，致使尿中钙不断增加，久而久之，逐渐扩大形成结石。所以，傍晚6点左右进餐较合适。

除此之外，健康的晚餐还有很多地方需要我们注意。

（1）晚餐应选择含纤维和碳水化合物多的食物。晚餐时应有两种以上的蔬菜，如凉拌菠菜，既增加维生素又可以提供纤维。面食可适量减少，适当吃些粗粮。可以少量吃一些鱼类。

（2）晚上尽量不要吃水果、甜点、油炸食物，尽量不要喝酒。不少人有晚餐时喝酒的习惯，这种习惯并不利于健康，过多的酒精在夜间会阻碍新陈代谢，因酒精的刺激胃得不到休息，导致睡眠不好。需要特别注意的是晚餐不要食用含钙高的食物。比如虾皮、带骨小鱼等一定不要吃，以免引发尿道结石。

（3）用脑过多晚餐更要吃好。长期高强度用脑的人需要补充酰胆碱，增强记忆力。这里推荐一个晚餐营养食谱：100克清蒸鲫鱼或素烧豆腐，200克凉拌芹菜或菠菜，一个玉米面的窝头，一小碗紫菜汤（不要加虾皮）或一碗紫米粥。

对于不同年龄的孩子来说，晚餐也要有不同的侧重。

（1）学龄前儿童。这个年龄段的孩子消化功能未完善，晚餐不宜吃得太多，主食以米面、粗粮类为宜，菜肴不宜太素，可以多吃些黄色蔬菜如胡萝卜、南瓜和绿色蔬菜如菠菜等，适当食用蛋白质含量较丰富的食物如肉末、豆腐、蒸鸡蛋、鱼虾类及动物内脏等，但不要食用油腻和刺激性食物，睡前1小时最好不要进食。

（2）青少年。青少年身体消耗量大，新陈代谢旺盛，晚餐要吃饱、吃好，晚餐提供的热量应占全天总热量的30%，荤素搭配，少吃油炸食品等高脂类食物或不易消化的食物，而以富含淀粉、蛋白质、粗纤维和维生素的食物为最佳。这样既能帮助消化，防止便秘，又能供给身体所需的营养物质和微量元素。如果晚上熬夜学习或工作，可以在睡前1小时左右加餐，吃点牛奶、饼干等，夏天可以吃点清热解暑的饮品，如莲子汤、绿豆汤、红枣汤等。

上床萝卜下床姜，不劳医生开药方

民间谚语有云："上床萝卜下床姜，不劳医生开药方。"意思是清早下床时吃点生姜，晚上上床时吃点萝卜，有益于健康。为什么姜和萝卜要在一天之内不同的时间进食呢？这是由它们的性质决定的。姜，味辛辣，性温，清晨时我们的胃中之气有待升发，吃点姜可以健脾温胃，鼓舞阳气升腾。到了晚上人身之气应该是阳气收敛、阴气外盛，这时吃姜就违反了人体的生理规律。与生姜相反，萝卜性凉，败火清热，下气消食，劳累一天，吃点萝卜，润喉消食，清虚燥之热，有利于休息。

姜具有温中止呕、解表散寒的作用，其杀菌作用不亚于葱和蒜。姜还能刺激胃液分泌，可促进消化；姜中还含有较多的挥发油，能抑制人体对胆固醇的吸收，防止肝脏和血清胆固醇的蓄积。尤其在炎热时节有排汗降温和兴奋提神等作用，可以缓解腹胀腹痛、疲劳乏力、厌食失眠等症。所以可以给孩子吃点姜，但要注意1周岁以下的宝宝不要吃，而且给孩子吃姜也要适量。

姜的吃法很多，但都不要去皮，不要吃变质的生姜，可以喝姜汤，吃姜粥，或者吃姜汁奶等甜品。炒菜时放姜丝，炖肉、煎鱼加姜片，拌饺子馅时加点姜末，有醒胃开脾、提神、助消化等作用。

生姜红糖水只适用于风寒感冒或淋雨后有胃寒、发热的孩子，不能用于暑热感冒或风热感冒，也不能用于治疗中暑。

虽然生姜的好处这么多，但吃生姜是要分时间的，早上吃对身体有好处，晚上吃就变成了毒药。

另外，萝卜的营养价值很高。它含有构成脑细胞和骨髓细胞的磷质。每 500 克萝卜中含磷质 140 克，含有助于骨骼和牙齿生长的钙质 305 毫克，含糖 35 克。萝卜还含有多种维生素和矿物质。同时，萝卜含有一种帮助消化淀粉的酵素，能帮助消化，又有润肺化痰、清热止咳、解毒、利尿等功能。吃萝卜对孩子十分有益。

但是注意千万不要直接把萝卜块给孩子生吃，最好炒熟或者炖熟再喂给孩子。

一天为孩子准备三颗枣

红枣是一种营养佳品，富含蛋白质、脂肪、糖类、胡萝卜素、B族维生素、维生素C、维生素P以及磷、钙、铁等成分，其中维生素C的含量在果品中名列前茅，有"天然维生素丸"之美称。我国民间一直有"一天三枣，终身不老"的说法，这是对枣的营养价值的肯定。李时珍在《本草纲目》中也说：枣味甘、性温，能补中益气、养血生津，用于治疗脾虚弱、食少便溏、气血亏虚等疾病。常食大枣可治疗身体虚弱、神经衰弱、脾胃不和、消化不良、劳伤咳嗽、贫血消瘦等，其养肝防癌的功能尤为突出。

这里需要提醒父母们，大枣虽然营养丰富，但在给孩子食用时还应注意一些问题：

（1）腐烂变质枣忌食用。大枣腐烂后，会使微生物繁殖，枣中的果酸酶继续分解果胶产生果胶酸和甲醇，甲醇可再分解生成甲醛和甲醇。食用腐烂的枣，轻者可引起头晕，重则危及生命。

（2）不宜与维生素同时食用。枣中的维生素可使维生素K分解破坏，使治疗作用降低。

（3）不宜和黄瓜或萝卜一起食用。萝卜含有抗坏血酸酶，黄瓜含有维生素分解酶，两种成分都可破坏其他食物中的维生素。

（4）不应和动物肝脏同时食用。动物的肝脏富含铜、铁等元素，铜铁离子极易使其他食物中所含的维生素被氧化而失去功效。

（5）服用退热药时忌食。服用退热药物同时食用含糖量高的食物容易形成不溶性的复合体，减少初期的吸收速度。大枣为含糖量高的食物，故忌同食。

（6）服苦味健胃药及祛风健胃药时不应食用。苦味及祛风健胃药是靠药物的苦味来刺激味觉器官，反射性地提高食物对中枢神经的兴奋性，以帮助消化、增进食欲。若服用以上药物时用大枣，则会明显地影响药物的疗效。

同时，这里还要提醒大家，在给孩子吃枣时，一定要去核，以免卡到孩子。